DU
BASSIN APLATI
ET
GÉNÉRALEMENT RÉTRÉCI

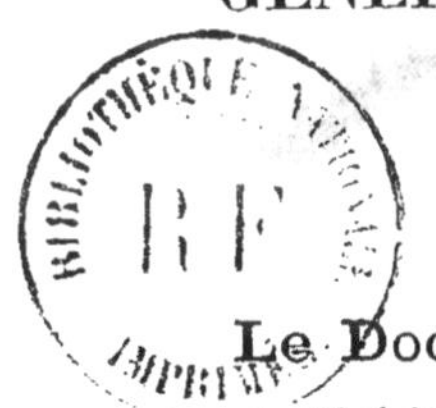

PAR

Le Docteur Henry REYNIER

Chef du Laboratoire de la Clinique obstétricale
à la Faculté de Médecine.

A. POINAT, ÉDITEUR
(PUBLICATIONS MÉDICALES ET SCIENTIFIQUES)

PARIS	LYON
4, rue Royer-Collard	9, rue de Marseille

1905

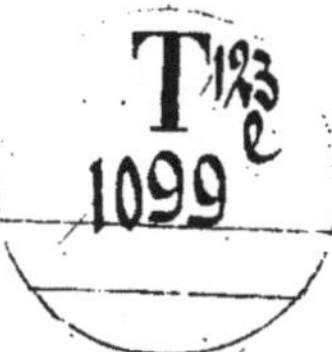

DU BASSIN APLATI

ET

GÉNÉRALEMENT RÉTRÉCI

DU

BASSIN APLATI

ET

GÉNÉRALEMENT RÉTRÉCI

PAR

Le Docteur Henry REYNIER
Chef du Laboratoire de la Clinique obstétricale
à la Faculté de Médecine.

A. POINAT, ÉDITEUR
(PUBLICATIONS MÉDICALES ET SCIENTIFIQUES)

PARIS
4, rue Royer-Collard

LYON
9, rue de Marseille

1905

A MES PARENTS

Faible gage de reconnaissance pour tant de sollicitude.

A mon Maître et Président de Thèse :

MONSIEUR LE PROFESSEUR FABRE

Professeur de Clinique obstétricale à l'Université de Lyon,
Accoucheur des Hôpitaux.

INTRODUCTION

Notre but a été de décrire le bassin aplati et généralement rétréci tant à son point anatomique qu'à son point de vue clinique.

Nous avons cherché à montrer le mieux possible les différences qu'il présente avec les autres rétrécissements du bassin, non pas seulement à cause de sa forme et de ses dimensions, mais encore par les caractères tout spéciaux que revêt le mécanisme de l'accouchement dans cette classe de viciations pelviennes.

Nous diviserons notre travail de la façon suivante :

1° *Historique ;*

2° *Etude anatomique ;*

3° *Etiologie et pathogénie ;*

4° *Etude clinique ;*

5° *Modifications générales imprimées à la grossesse et à l'accouchement par le bassin aplati et généralement rétréci ;*

6° *Pronostic ;*

7° *Traitement.*

Qu'il nous soit permis au début de ce modeste travail de témoigner notre plus sincère gratitude à tous ceux qui, pendant le cours de nos études, nous ont donné tant de marques de sympathie.

C'est à M. le professeur Fabre qu'iront nos premiers, nos meilleurs remerciements. Malheureusement ce ne sera qu'un bien faible gage de reconnaissance, pour tout l'intérêt, pour toute la bienveillance qu'il n'a cessé de nous porter pendant les seize mois passés au Laboratoire de la Clinique obstétricale. Il nous en donne encore à cette heure une nouvelle preuve en nous faisant l'honneur d'accepter la présidence de notre thèse.

Nous avons pu apprécier à la fois et ses qualités de cœur et la haute portée de son enseignement.

C'est lui qui dirigea nos premiers pas dans l'art obstétrical, nous apprit à le mieux connaître, à le comprendre et à l'aimer.

Nous n'oublierons jamais, ni les excellentes leçons cliniques que nous avons reçues de ce maître, ni les notions pratiques qu'il nous a inculquées.

C'est à lui aussi que nous sommes redevables d'avoir pu contrôler sous sa haute direction, grâce aux ressources d'un laboratoire merveilleusement installé et d'un musée d'une rare valeur, les connaissances journellement acquises au lit des malades.

Nous prions notre maître de croire à notre éternelle reconnaissance pour tant de bonté, pour tant de sollicitude.

Nous devons également à MM. les Drs Commandeur, professeur-agrégé et Plauchu accoucheur des hôpitaux, nos sincères remerciements pour avoir bien voulu par leurs conseils éclairés, faciliter de beaucoup notre tâche.

MM. les Drs Voron, accoucheur des hôpitaux et Gonnet, chef de clinique d'accouchements nous ont dirigé au début de nos études obstétricales et nous ont toujours donné des preuves de beaucoup de sympathie, qu'ils veuillent bien croire à notre profonde reconnaissance.

Nous remercions aussi M. le Dr P. Trillat, moniteur de clinique, de l'amitié qu'il nous a témoignée, nous lui donnons l'assurance de notre meilleur souvenir.

Que tous nos maîtres de la Faculté de Lyon veuillent recevoir l'expression de notre respectueuse reconnaissance.

Nous n'aurons garde d'oublier nos premiers maîtres de l'Ecole de Médecine et des Hôpitaux de Grenoble. Grâce à eux nos débuts dans les études médicales nous ont paru moins arides, nous leur adressons nos plus sincères remerciements.

Enfin, que tous ceux de nos camarades dont l'amitié nous a été si précieuse veuillent bien recevoir aujourd'hui un nouveau témoignage de sympathie.

H. R.

ERRATA

Des circonstances indépendantes de la volonté de l'auteur ayant précipité l'impression du manuscrit quelques erreurs se sont glissées dans le texte. Nous prions le lecteur de vouloir bien lui-même les corriger.

Pages 17, lignes 13 et 14, *au lieu de* des détroits supérieurs *lire*, du détroit supérieur.

— 19, *au lieu de*, *b*)

Tête en flexion { secondaire { aplati.
primitive { généralement rétréci.

— *lire*, *b*) Tête en flexion { primitive { aplati et
secondaire { généralement rétréci.

— 24, ligne 30, après promonto-pubien *lire* promonto-pubien,

— 30, ligne 1, *au lieu de*, de longueur l'arc antérieur son rayon de courbure augmente *lire*, de longueur ; l'arc antérieur a son rayon de courbure augmenté ;

— 36, ligne 13, *au lieu de* conséquenses *lire* conséquences.

— 38, ligne 1, *au lieu de*, de la ; *lire* d'une.

— 39, ligne 20, *au lieu de*, diemètre *lire* sens.

— 40, ligne 3, *au lieu de*, a) Epines, *lire*. *a*) Biépines.

— 40, ligne 13, après centimètres *ajouter* un point.

— 44, ligne 1, *supprimer* qui.

— 50, au renvoi *au lieu de* Bonnairer in Tarnié, *lire*, Bonnaire in Tarnier.

— 53, ligne 23, après sacrée *ajouter* un point.

— 57, ligne 11, après aussi que, *ajouter* le.

— 60, ligne 1, *au lieu de*, S iliaque, *lire* S italique.

— 61, ligne 27, *au lieu de* fonction, *lire* position.

— 63, ligne 22, *supprimer* mais

— 69, ligne 19 après promontoire *ajouter* un point.

— 82, ligne 6, *au lieu des* pieds, *lire*, de la tête.

— 85, ligne 28, *au lieu de*, retire, *lire*, rétrécir.

— 91, ligne 20 après supérieur *ajouter*, un point.

— 103, ligne 9, *au lieu de*, elle fléchira, *lire*, elle se fléchira.

— 120, ligne 29, après Prague, *au lieu de*, un point, *lire*, virgule.

— 126, ligne 18, *au lieu de*, dégagée circulaire ; *lire*, dégagée ; circulaire.

Index bibliographique

Au lieu de Plauchu. *Extraits d'obstétrique et gynéocologie. Lire*, Plauchu. *Journal d'Obstétrique, de Gynécologie et de Pœdiatrie pratiques*, 1905.

DU BASSIN APLATI

ET

GÉNÉRALEMENT RÉTRÉCI

CHAPITRE PREMIER

HISTORIQUE

Parmi les rétrécissements du bassin portant sur le détroit supérieur, il est une forme de viciation pelvienne qui, par sa fréquence, son diagnostif difficile et les conséquences thérapeutiques qu'elle fait naître, mérite d'attirer l'attention des accoucheurs.

C'est le bassin aplati et généralement rétréci, cause de dystocies fréquentes, qui ne semble pas exactement diagnostiqué et qui cependant devrait être connu de tous.

Avant d'entrer dans l'étude anatomo-clinique de cette classe de bassins rétrécis, il nous a semblé bon de jeter un coup d'œil rapide sur son histoire.

Tout d'abord on ne connut depuis la seconde moitié du XVIe siècle que le bassin aplati « pelvis plana », le bassin généralement et régulièrement rétréci et appelé indifférement « pelvis nimis parva » ou « pelvis justo minor », le bassin transversalement rétréci et le bassin asymétrique.

Ce fut, en 1851, en Allemagne, que pour la première fois, on indique l'existence du bassin aplati et généralement rétréci, « pelvis nimis parva et plana », comme l'appelle Bumm, ce fut la première fois aussi que l'on décrit sa forme anatomique, et le mécanisme de l'accouchement dans cette classe de bassins. Un professeur de l'Université de Kiel, Gustave Adolphe Michaelis, traite dans son ouvrage intitulé « Das enge Becken », la question au point de vue purement clinique[1].

« Il prit, dit Litzmann, l'anatomie du bassin rétréci telle qu'elle était et ne s'occupa spécialement que des formes les plus ordinaires, desquelles il avait une expérience personnelle. Son mérite est ici d'avoir reconnu exactement l'importance pratique aussi bien du bassin aplati non rachitique, sur lequel Betschler avait le premier appelé l'attention, que du bassin aplati et généralement rétréci, au sujet duquel nous ne trouvons guère que des indications chez les auteurs précédents. »

Il fait mieux que ses prédécesseurs et en particulier Baudelocque.

Examinant ce bassin, il le palpe intérieurement et extérieurement et perfectionne les modes de pelvimétrie externe du bassin. Baudelocque n'étudiait que les dimensions de diamètre antéro-postérieur, par la mensuration du conjugué externe. Michaelis ajoute à cette mensuration celle des diamètres transverses du bassin, mesurant sur le vivant les distances qui séparent les épines iliaques antéro-supérieures droites des gauches ; la distance entre les crêtes iliaques des deux côtés, et la distance entre les deux trochanters.

[1] Michaelis, *Das enge Becken*. Leipzig, 1851.

Bien plus, basé sur une profonde expérience et sur l'examen d'un nombre considérable de bassins, il établissait pour le diagnostic des différences constantes entre ces diverses longueurs.

« La mensuration, dit de Siebold [1] était faite sur tous les bassins observés dans son service, la généralisation de cette pratique a eu une haute utilité. »

C'est à cet esprit de méthode et d'observation qu'il a dû de ne pas ignorer une troisième catégorie de bassins, j'ai nommé le bassin aplati et généralement rétréci.

Mais si, imbu de travaux de Naegelé sur le mécanisme de l'accouchement dans les bassins normaux il étudie ce même mécanisme dans les bassins aplatis et dans les bassins généralement rétrécis, on retrouve encore chez lui une certaine obscurité dans sa façon d'expliquer et de comprendre le mécanisme de l'accouchement dans les bassins aplatis et généralement rétrécis.

« Il reconnaît bien dans les aplatis et généralement rétrécis un mélange gradué des deux types (aplati d'une part, et généralement rétréci d'autre part) d'après la forme particulière, la position transversale constante par suite de l'aplatissement du bassin et l'abaissement de l'occiput, par suite du rétrécissement général, mais dans les cas particuliers, comme il résulte de ses descriptions d'accouchements, même des dernières années, il incline généralement à considérer le racourcissement du conjugué comme la caractéris-

[1] De Siebold, *Hist. de l'obstétricie.* Trad Hergott, 1892

tique et l'abaissement de la grande fontanelle comme une condition absolue pour l'entrée de la tête dans le bassin. » (Litzmann.) Ainsi que l'avait déjà entrevu Stein le Jeune il indique comme lui, que dans certains bassins, la tête se plaçant en travers, l'occiput s'abaissait vers le centre du bassin.

A la mensuration des diamètres antéro-postérieurs et transversaux, il ajouta la mensuration : 1° de la largeur du sacrum en étudiant la distance qui sépare les épines iliaques postérieures et supérieures ; 2° de sa hauteur et la projection du promontoire dans le bassin en évaluant la distance qui sépare le coccyx (sillon interfessier) de l'apophyse épineuse de la cinquième lombaire.

Il donna donc à la pelvimétrie externe une importance considérable, laissant un peu de côté l'examen du bassin, de la taille, les anomalies de forme des autres parties du squelette et tout particulièrement de la colonne vertébrale, des membres inférieurs et du thorax.

Après lui, son élève et successeur, Carl Litzmann, achève et publie son œuvre.

Il semble assez difficile de dégager la part qui revient à Michaelis, et à Litzmann dans le traité que publie ce dernier, traité intitulé : l'*Accouchement dans les bassins rétrécis*[1], Litzmann semble surtout s'être attaché à reproduire les idées de son maître, à les compléter et les perfectionner.

Il connut cependant mieux que Michaelis le méca-

[1] Litzmann, traduction Thomasset. Lyon, 1889.

nisme de l'accouchement dans les bassins aplatis et généralement rétrécis dont il a donné dans son ouvrage une excellente description.

C'est lui qui prouva d'une façon définitive que, dans le bassin aplati et généralement rétréci, la tête ne pouvait s'engager que suivant le diamètre transverse et en position fléchie.

L'œuvre de Michaelis et de Litzmann se propagea rapidement en Allemagne.

C'est ainsi que dans le *Manuel d'accouchement*, de Carl Schröder[1], nous trouvons le bassin aplati et généralement rétréci décrit sous deux formes différentes, la forme rachitique, et la forme non rachitique. Quant à l'engagement, cet auteur dit que dans le « bassin généralement, mais irrégulièrement rétréci », le mécanisme tient à la fois de celui qui se passe dans les bassins aplatis et de celui qui ce produit dans les bassins généralement et régulièrement rétrécis.

Plus le conjugué est raccourci par rapport au diamètre transverse, plus la position du crâne ressemble à ce qu'elle est dans les bassins aplatis, plus au contraire le diamètre transverse est raccourci, plus la position du crâne ressemble à ce qui se passe dans le bassin généralement rétréci.

Cette excellente conception de Michaelis et de ses successeurs sur le bassin aplati et généralement rétréci, et sur le mécanisme de l'accouchement dans ces bassins qui avait fait en Allemagne de si rapides progrès,

[1] Carl Schröder, *Manuel d'accouchement*, trad. Charpentier, Paris, 1875.

n'est malheureusement pas admise par tous les accoucheurs français.

Ce fut Fochier qui en 1889, après avoir fait traduire sous sa direction, l'ouvrage de Litzmann, répandit en France les idées de l'Ecole de Kiel. Il étudia les travaux de Michaelis et, grand observateur, il s'occupa à les contrôler. Il ne tarda pas à constater leur exactitude.

Alors, continuant l'œuvre de Michaelis, il s'attacha tout particulièrement à la mettre en relief dans son enseignement. Rejetant toute classification basée sur la pathogénie, il montra toute l'importance qu'il y avait à comparer la forme et les dimensions de la tête fœtale à la forme et aux dimensions du détroit supérieur, pour en retirer les déductions relatives à la marche et au pronostic de l'acccouchemeut.

Mais là où Fochier dépassa Litzmann ce fut dans l'exploration du bassin. Convaincu que les mensurations des diamètres externes peuvent être des causes d'erreurs fréquentes dans l'évaluation des diamètres transverses du détroit supérieur, il indique dans la thèse d'Izaac[1] la nécessité d'examiner la forme du détroit supérieur du bassin. « Pour avoir, dit-il, une connaissance des conditions mécaniques qui doivent présider au passage de la tête à travers le détroit supérieur rétréci, il est utile de ne pas se borner à apprécier les dimensions des divers diamètres de ce détroit, il faut en tracer le contour pour le comparer à la forme des diverses circonférences de la tête ; il ne faut pas se contenter de faire de la pelvimétrie, il faut faire de la pelvigraphie. »

[1] Izaac, *Etude de l'arc antérieur*, Thèse de Lyon, 1901.

Ces notions il les a complétées dans la thèse d'Izaac, par l'étude de l' « arc antérieur du bassin », étude grâce à laquelle on peut évaluer la longueur du seul diamètre transverse utilisable, le transverse médian.

Cette étude de l'arc antérieur, nous le verrons plus loin, jouera un grand rôle dans l'examen clinique du bassin qui fait l'objet particulier de ce travail.

Nous avons dit plus haut que Fochier ne classait pas ses bassins d'après la pathogénie, ainsi que le font presque tous les accoucheurs, mais qu'il les groupait d'après le mécanisme que les rétrécissements impriment au travail.

Aussi, Fochier divisa t-il les diamètres des détroits supérieurs en *diamètres anatomiques* et *diamètres obstétricaux*. Les diamètres anatomiques très importants sont le diamètre promonto-pubien, le transverse maximum et le transverse médian. Les diamètres obstétricaux sont les deux obliques, ce sont eux qui caractérisent le bassin normal, car c'est suivant eux que la tête s'engage toujours. Le bassin normal a donc deux diamètres d'engagement.[1] »

Dans les bassins pathologiques, la même division peut se faire et prend une bien plus grande importance. C'est ainsi que dans le bassin aplati, c'est le transverse médian qui devient le diamètre obstétrical.

Dans le bassin généralement rétréci, il existe deux diamètres d'engagement, l'oblique droit et l'oblique gauche.

Dans l'aplati généralement rétréci, c'est le diamètre

[1] Fabre, le *professeur Fochier*, Lyon. 1903.

transverse médian qui devient le diamètre obstétrical.

C'est en partant de ces idées que Fochier a donné la classification suivante des bassins, permettant lorsqu'on a diagnostiqué la forme du bassin, de pronostiquer le mode d'engagement et réciproquement de diagnostiquer d'après le mode d'engagement à quel genre de rétrécissement on a affaire.

Telle est la classification des bassins pathologiques publiée par lui en 1899 à la Société obstétricale de France.

Une objection semblerait pouvoir être faite à cette classification, c'est que dans certains cas, pour une tête plus petite, les diamètres d'engagement se modifient. Cela évidemment paraît indiscutable de prime abord, mais cette objection va contre la nécessité de rapporter tous les diamètres d'engagements des différents bassins à une tête de dimensions normales et à terme.

C'est après de longues années de recherches et de réflexion que Fochier établit cette classification basée sur les diamètres d'engagement; aussi avait-il une idée toute particulière des rétrécissements du bassin. Il ne considerait pas simplement comme bassins rétrécis ceux qui rendent impossible ou simplement difficile la marche de l'accouchemeut. Pour lui, tout bassin qui modifiait le mécanisme de l'engagement était un bassin rétréci.

Malheureusement Fochier ne put continuer une œuvre si brillamment commencée, arraché par une mort brutale, à ses infatigables recherches, à l'affection de sa famille, de ses amis et de ses élèves,

Classification des rétrécissements du bassin basée sur les diamètres d'engagement.

I. — A un seul diamètre d'engagement.	A. Transversal avec	*a)* Tète en attitude intermédiaire (aplati). *b)* Tête en flexion { secondaire { aplati. b. primitive { généralement rétréci.
	B. Oblique.	Asymétrie très forte où la flexion primitive ou secondaire est nécessaire.
	C. Antéro-postér.	La tête peut être en attitude intermédiaire, en flexion primitive ou secondaire (cyphotique, bassin de Robert, ou aplati transversalement.
II. — A deux diamètres d'engagement.	D. Suivant les obliques normaux.	La tête est toujours fléchie (généralement rétréci).
	E. L'un tranversal, l'autre oblique.	La tête peut être en attitude intermédiaire, en flexion primitive ou secondaire. Asymétrie modérée.
III. — A un nombre illimité de diamètres.	F. L'air utilisable est circulaire.	La tête est en flexion primitive (oblique ovalaire de Naëgelé).

Dans les dernieres années de sa vie Fochier s'était adjoint comme collaborateur le Dr Fabre, aujourd'hui son successeur à la chaire de clinique obstétricale, et c'est sous l'inspiration de ce dernier que nous avons entrepris d'étudier le bassin aplati et généralement rétréci.

Comme Fochier le Professeur Fabre admet la classification basée sur les diamètres d'engagement, l'étude du détroit supérieur, et l'évaluation du transverse médian par la mensuration de l'arc antérieur.

Par ses observations et ses recherches il a confirmé de tous points les travaux et les données établis par Fochier.

Continuant l'étude de l'examen du bassin au point de vue clinique il a ajouté à la pelvimétrie de Litzmann et à la pelvigraphie de Fochier une étude particulière sur un « procédé de radiographie métrique du bassin ».

A la suite des communications qu'il fit à ce sujet à la Société d'obstétrique de France en 1899 et 1900, il établit sur de nombreuses expériences l'utilité de ce procédé pour arriver à connaître la forme exacte et les dimensions du détroit supérieur. Les nombreuse épreuves radiographiques qu'il a exécutées montrent bien que les trois formes de bassin décrit par Michaelis Litzmann et admises ensuite par Fochier existent réellement au point de vue anatomique et clinique. Les observations cliniques qu'il a recueillies en sont la preuve.

Si l'Ecole lyonnaise a connu et étudié les travaux de Michaelis et de Litzmann il n'en est pas de même de l'Ecole parisienne qui à l'heure actuelle semble ignorer les idées particulières de Litzmann et de Fochier sur la classification des bassins rétrécis et sur les modes d'engagement dans ces bassins. « L'Ecole de Paris, dit Fochier, dans sa traduction, persiste dans des affirmations inexplicables pour moi parce qu'elles sont en désaccord avec le résultat de mes observations personnelles ».

Malheureusement ce reproche que Fochier a fait à l'Ecole parisienne il aurait pu le faire à la majorité des accoucheurs français. En effet, au moment où paraissait la traduction de Litzmann, il n'y avait guère, à part Fochier, que Hergott de Nancy qui traduisant les écrits de Siebold eût enseigné en France les idées de l'Ecole de Kiel[1].

Neanmoins dans ces dernieres années il semble se faire un revirement dans les esprits grâce au mouvement donné par Fochier et ses élèves.

Le bassin aplati et généralement rétréci n'est plus ignoré de tous. Si on ne l'étudie pas du moins on en parle. On retrouve décrit ce bassin par Tarnier et Budin, Bonnaire, Jeannin et Dubrisay, mais ce sont surtout Demelin et Budin qui, exposant une partie des idées de l'Ecole lyonnaise, l'étudient avec plus de détails ; ils reproduisent l'étude d'Izaac sur l'arc antérieur du bassin, indiquant toute l'importance que Fochier attachait à cette étude et de quelle façon il évaluait par l'examen de l'arc antérieur la dimension transversale du bassin.

Espérons que ces idées feront rapidement du progrès et que, sous peu, tous les accoucheurs français se rallieront aux idées de Fochier et de l'Ecole lyonnaise.

[1] Hergott, *Trad. de Siebold*, t. III, p. 49, note 3, Paris, 1892.

CHAPITRE II

DESCRIPTION ANATOMIQUE DU BASSIN APLATI ET GÉNÉRALEMENT RÉTRÉCI

Définition. — Ainsi qu'il ressort des recherches faites par Michaelis et Litzmann sur le bassin aplati et généralement rétréci, et que nous l'avons constaté nous-mêmes par les mensurations de ce bassin, le bassin aplati et généralement rétréci doit être défini de la façon suivante : un bassin dont tous les diamètres sont diminués, cette diminution étant prédominante au niveau du promonto-pubien.

Donnant plus d'extension à cette définition, et cherchant à rapprocher la définition anatomique de la définition clinique, Fochier disait que le bassin aplati et généralement rétréci était caractérisé par ce fait que le promonto-pubien était diminué et le transverse médian inférieur à 12 centimètres [1]. Nous verrons quel rôle joue la combinaison de ces deux notions.

Le bassin aplati et généralement rétréci présente donc les deux déformations suivantes :

1° Généralement rétréci ;

2° Aplati, cet aplatissement étant en moyenne, d'après Litzmann, inférieur à 9 centimètres.

[1] Plauchu, Mécanisme de l'engagement dans les bassins normaux et rétrécis (*Gaz. des Hôp.*, 1904).

Etude générale. — Nous étudierons, en premier lieu, les diamètres de ce bassin, sa conformation, la texture de ses os qui variera suivant que nous aurons affaire à des variétés rachitiques ou non rachitiques.

Détroit supérieur et dimension. — Le détroit supérieur étant la portion la plus importante à considérer dans l'étude des bassins aplatis et généralement rétrécis qui font partie des rétrécissements annelés, c'est par lui que nous commencerons : nous allons l'étudier sous ses différents diamètres antéro-postérieurs, transverses, obliques et sacro-cotyloïdiens. Nous étudierons ensuite la région déjà désignée sous le nom d'arc antérieur et qui est liée intimement aux variations de longueur du diamètre transverse-médian. Nous n'envisagerons dans l'étude de ces bassins que des bassins symétriques ou d'une asymétrie faible ne modifiant en rien le mécanisme particulier du bassin aplati généralement rétréci.

1° Etude des diamètres du détroit supérieur. — A. Diamètre antéro-postérieur. — Nous avons dit, au début de ce chapitre, que la caractéristique particulière du bassin aplati et généralement rétréci était pour Fochier et Litzmann une diminution considérable du sacro-pubien et un racourcissement notable du transverse médian, tombant au-dessous de 12 centimètres.

En effet, sur 24 bassins secs, classés comme tels et que nous avons mesurés, 4 seulement ont un diamètre promonto-pubien minimum, supérieur à 9 centimètres; 10 oscillent entre 8 et 9 centimètres, enfin 10 ont un diamètre antéro-postérieur inférieur à 8 centimètres.

Alors que dans les bassins classés aplatis sur 18 bassins 6 ont un diamètre antéro-postérieur égal ou supérieur à 10 centimètres; dans 10 cas ce diamètre est égal ou supérieur à 9 cm. 5 ; dans les autres, il oscille entre 9 et 9 cm. 5.

C'est d'ailleurs ce que Litzmann constate en disant que « l'on trouve dans ces bassins le conjugué diagonal raccourci, et cela à un degré qui n'est certainement pas atteint dans le bassin rachitique simplement aplati ». Donc, la réduction dans les aplatis et généralement rétrécis est plus considérable que dans les aplatis purs.

Si, d'autre part, nous comparons le diamètre antéro-postérieur des bassins aplatis et généralement rétrécis à ce même diamètre dans les bassins généralement rétrécis, nous constatons que sur 15 bassins considérés comme généralement rétrécis 5 ont un diamètre promonto-pubien minimum, égal ou supérieur à 10 cm. 5, dans 7 autres bassins le diamètre oscille entre 9 et 10 centimètres ; dans 3 seulement il varie entre 8 et 9 centimètres.

Cette diminution toute particulière du promonto-pubien due à un enfoncement du sacrum entre les deux os iliaques indique bien une conformation toute particulière de ce bassin qui fait qu'il ne peut être considéré ni comme aplati ni comme généralement rétréci.

B. Etude des diamètres transverses. — Le *transverse maximum* est le diamètre qui traverse le détroit supérieur suivant les plus grandes dimensions en coupant perpendiculairement le promonto-pubien. Ce diamètre étant inutilisable par suite de la faible distance qui le sépare du promontoire. Le *transverse médian* est le diamètre transversal qui coupe perpendiculairement le promonto-pubien en son milieu ; véritable diamètre obstétrical, c'est le diamètre utilisable qui permet à une moitié de la tête de passer entre lui et le promontoire et à l'autre moitié de passer entre l'arc antérieur et lui.

Etudions cette longueur dans le bassin aplati et généralement rétréci. Nous les comparerons ensuite à celles mensurées dans les deux autres classes de bassins.

a) *Transverse maximum.* — Sur 24 bassins aplatis et généralement rétrécis que nous avons mesurés, 18 avaient un transverse maximum inférieur à 13 cm. 5, 6, un transverse maximum égal ou supérieur à 13 cm. 5.

Le diamètre transverse maximum semble donc plus petit que dans le bassin normal dans lequel il mesure en moyenne 13 cm. 5, mais la diminution de ce diamètre est relativement bien moindre que celle du diamètre antéro-postérieur.

Dans certains cas aussi le diamètre transverse maximum augmente de longueur par rapport au bassin normal, mais c'est l'exception. Dans ces cas-là le bassin aplati généralement rétréci se rapproche par sa forme du bassin aplati pur. Ce sont des formes de transition. Nous verrons plus loin que cette forme a nécessité des subdivisions dans les bassins aplatis et généralement rétrécis.

Si maintenant nous comparons les dimensions du transverse maximum du bassin aplati et généralement rétréci à celles des deux autres classes, nous verrons que : 1° pour le bassin aplati, le transverse maximum loin d'être diminué est au contraire augmenté, ce qui est l'inverse pour le bassin qui fait l'objet de ce travail ; en effet, sur 18 bassins aplatis, 10 ont un transverse maximum égal ou supérieur à 13 cm. 5, la plupart atteignant 14 cm. 2 et même 15 cm. 1.

Il existe donc une différence considérable à ce point de vue entre les deux classes de bassins aplatis.

2° Pour le bassin généralement rétréci, le transverse maximum est encore plus réduit que dans les bassins aplatis et généralement rétrécis ; sur 15 bassins généralement rétrécis, 9 oscillent autour de 11 cm 5, alors qu'en moyenne il est de 12 à 13 centimètres dans les aplatis et généralement rétrécis, Il y a ici encore une différence notable entre ces deux formes de bassins généralement rétrécis. Le bassin aplati et généralement rétréci est proportionnellement moins diminué dans son diamètre transverse maximum que le généralement rétréci. En somme, dans le bassin aplati et généralement rétréci, le transverse maximum est à peu près conservé par rapport au transverse médian.

b) *Transverse médian.* — Etudions maintenant le transverse médian qui est le plus utile, car il est seul utilisable dans l'engagement de la tête en position transversale. Comme pour le transverse maximum, nous comparerons le transverse médian des bassins aplatis et généralement rétrécis à celui des bassins aplatis d'une part et des généralement rétrécis d'autre part.

Sur 24 bassins aplatis et généralement rétrécis dont nous avons mesuré le transverse médian, 9 ont ce diamètre égal ou supérieur à 12 centimètres ; 7 ont ce même diamètre compris entre 11 et 12 centimètres ; enfin 8 ont ce diamètre inférieur à 11 centimètres. La dimension moyenne du transverse médian est donc inférieure à 12 centimètres.

Dans les aplatis, au contraire, sur 18 bassins, le transverse médian oscille en moyenne entre 13 et 14 centimètres, c'est-à-dire qu'il est plus grand que dans les aplatis et généralement rétrécis.

De même que le transverse médian est, comme le transverse maximum, plus grand dans les aplatis purs que dans les aplatis généralement rétrécis, de même il est plus grand dans les aplatis généralement rétrécis que dans les généralement rétrécis purs. En effet, il oscille dans ce dernier cas entre 10 et 11 centimètres et n'atteint au maximum que 12 cm. 3, alors que dans les aplatis généralement rétrécis le transverse médian est en moyenne de 11 cm. à 11 cm. 50.

Nous venons d'étudier les rapports des différents diamètres entre eux dans trois grandes catégories de bassins.

En résumé, dans le bassin aplati et généralement rétréci, le promonto-pubien a moins de 9 centimètres, le transverse maximum en a 13 et le transverse médian 11 à 11 cm. 50.

Nous allons passer maintenant à l'étude de l'arc antérieur dans le bassin aplati et généralement rétréci.

C. Etude de l'arc antérieur. — Avant d'entreprendre l'étude de l'arc antérieur dans le bassin qui nous occupe, nous le définirons rapidement ainsi que l'a fait Fochier dans la thèse d'Izaac. Nous montrerons quel rapport il y a entre l'arc antérieur et le transverse médian. Nous pourrons constater que la diminution ou l'augmentation du transverse médian coïncideront avec une augmentation ou une diminution du rayon de courbure de l'arc antérieur.

Avec Izaac, nous définirons l'*arc antérieur*, *la partie du détroit supérieur qui est située en avant du transverse médian.* [1]

Le transverse médian étant déterminé par deux points situés sur les côtés droit et gauche du détroit supérieur, et placés à égale distance du promontoire et du point le plus postérieur du cartilage inter-pubien, l'arc antérieur sera donc toute la portion osseuse située en avant du diamètre transverse médian qui, à peu de chose près, est d'une longueur égale au diamètre de cet arc antérieur.

Quant au procédé employé pour le déterminer, nous nous nous sommes servi de la méthode exposée par Izaac dans sa thèse. Nous avons constaté que, pour plusieurs arcs antérieurs examinés, l'arc antérieur du bassin aplati généralement rétréci est d'une façon générale plus petit que celui du bassin aplati pur et plus grand que celui du bassin généralement et régulièrement rétréci, ce qui concorde d'ailleurs bien avec les rapports des dimensions du transverse médian prises dans les trois catégories des bassins.

Si nous nous reportons à la thèse d'Izaac qui a étudié en détail les différents arcs antérieurs et mesuré en même temps que le transverse médian leurs

[1] Izaac *(loco citato.)*

divers rayons de courbure, nous trouvons que dans le bassin aplati et généralement rétréci, le rayon de courbure est en moyenne de 5 cm. 8, correspondant à un transverse médian égal à une longueur de 11 centimètres à 11 cm. 5. Par contre, dans les bassins aplatis, l'arc antérieur correspond à une courbure de 7 centimètres de rayon.

Dans les généralement rétrécis au contraire, la courbure de l'arc antérieur est plus prononcée que dans les aplatis et généralement rétrécis; elle répond à une circonférence dont le rayon serait d'environ 5 cm.5. Il est bien facile de se rendre compte de la différence marquée qui existe entre l'aplati généralement rétréci et 1° le généralement rétréci et 2° l'aplati pur. Toutefois, nous trouvons parmi les bassins aplatis généralement rétrécis des bassins dont le diamètre promonto-pubien est faible, mais qui présentent par contre un transverse médian et un arc antérieur peu inférieurs, égaux ou même, dans certains cas, supérieurs à la normale. Le rayon de courbure de ces bassins atteint alors ordinairement 6 centimètres à 6 cm. 5.

Cependant la diminution prédominante du diamètre antéro-postérieur, la réduction légère des diamètres transverses, l'augmentation de la courbure de l'arc antérieur doivent néanmoins faire ranger ces bassins parmi les bassins aplatis et généralement rétrécis.

Dans certains cas toutefois il semble bien difficile, après avoir étudié les mensurations, de classer tel ou tel bassin osseux parmi les aplatis et généralement rétrécis; chez les uns, les diamètres transverses augmentent de longueur l'arc antérieur son rayon de courbure augmente ; le diamètre antéro-postérieur, sans être aussi grand que dans un aplati pur, n'est pas réduit d'une façon aussi considérable. Nous avons alors affaire à des types de bassins qui se rapprochent des aplatis purs.

Dans d'autres cas, au contraire, le bassin semble avoir pris une forme plus circulaire ; les diamètres transverses et le rayon de courbure sont assez considérablement diminués ; le diamètre antéro-postérieur, quoique relativement moindre, se rapproche par sa longueur de celui des bassins généralement rétrécis Nous avons là un bassin aplati qui tend à se rapprocher légèrement du bassin régulièrement rétréci.

Nous sommes donc obligés d'admettre des types intermédiaires entre les aplatis généralement, types de transition que nous retrouverons dans nos observations cliniques en étudiant le passage de la tête à travers le bassin aplati et généralement rétréci. Néanmoins nous verrons que ces bassins-là, pour une tête de dimension normale, nécessiteront toujours un passage de la tête en transverse fléchie et si, dans certains cas, la sagittale évite le promontoire en se détournant légèrement du transverse médian, l'engagement ne se fait pas pour celà suivant un des diamètres obliques.

D. Diamètres obliques. — Etudions maintenant les diamètres obliques du bassin aplati et généralement rétréci. D'une façon générale, ces diamètres sont plus petits que dans le bassin normal, mais plus grand que dans le bassin généralement rétréci. Ils atteignent en moyenne 11 centimètres à 11 cm. 5, mais assez souvent leurs dimensions sont conservées.

Nous avons nous-même constaté en mesurant plusieurs de ces bassins que, dans un certain nombre de cas, les dimensions des diamètres obliques étaient égales et même supérieures à 12 centimètres. Comme on va le voir, ces diamètres sont inutilisables à cause de la diminution *des sacro-cotyloïdiens.*

E. Diamètres sacro-cotyloïdiens. — Ces diamètres sont également diminués et offrent en moyenne une longueur égale à 7 cm. 5. Nous avons mesuré par comparaison ce diamètre sur plusieurs généralement rétrécis et nous avons constaté que, dans ce dernier cas, il est supérieur d'environ 5 à 7 millimètres. Cela s'explique d'ailleurs très bien par ce fait que, dans les généralement rétrécis, le promontoire est moins saillant que dans les aplatis et généralement aussi les sinus sacro-iliaques sont-ils de ce fait beaucoup moins profonds. Ceci tient à la diminution du promonto-pubien et au redressement des cavités cotyloïdes.

Bassin n° 24 (fig. n° 1)		**Bassin n° 13** (fig. n° 2)	
Prômonto-pubien . .	7,6	Prom. pub.	7,2
T. maximum	12,7	T. max.	13,5
T. médian	10,2	T. méd.	12,2
OD.	11	OD.	12,1
OG.	11,6	OG.	12,2
S. C. D.	6,4	S. C. D.	6
S. C. G.	6,2	S. C. G.	6,3
R. arc ant.	5,3	Raa	6

Nous donnons en regard deux photographies de bassins aplatis et généralement rétrécis ; la règle graduée permet d'apprécier les différentes dimensions du détroit

Fig. 1

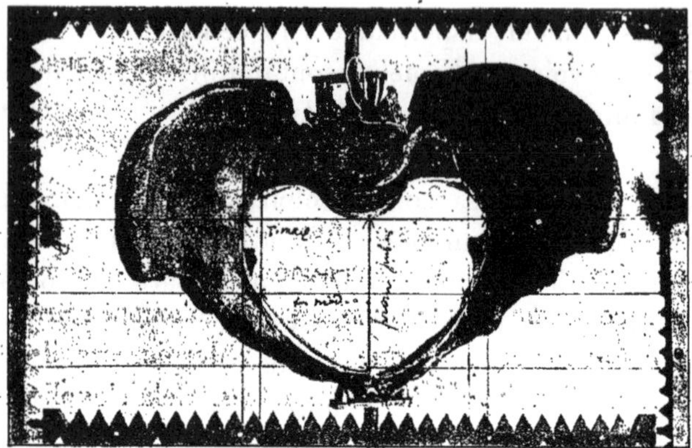

Bassin aplati généralement rétréci avec arc ant. de court rayon.

Fig. 2

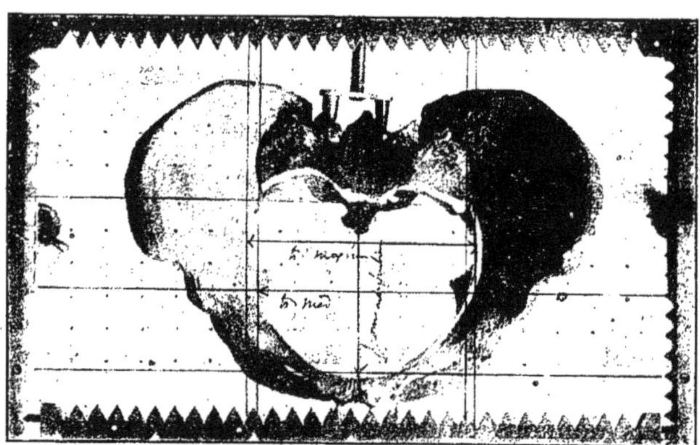

Bassin aplati généralement rétréci avec arc ant. de grand rayon.

supérieur, chaque division de la règle correspondant à longueur d'1 centimètre.

Pour permettre de vérifier les dimensions que nous avons données relatives au détroit supérieur et de se rendre compte de l'existence du bassin aplati et généralement rétréci, nous donnons à la suite les différents diamètres du détroit supérieur dans les 24 bassins aplatis et généralement rétrécis énumérés ci-après ; les dimensions que nous indiquons nous les avons mesurées nous-même toutes avec le plus de précision possible, nous avons également établi plusieurs rayons de courbure d'arcs antérieurs, d'aplatis et généralement rétrécis ; les autres ont été prises dans la thèse d'Izaac.

Bassin n° 1		Bassin n° 2	
Prom. pub.	8,3	Prom. pub.	7,4
T. max.	12,9	T. max.	12,2
T. méd.	11,8	T. méd.	11,3
OG.	10,9	OG.	10,9
OD.	11	OD.	10,5
S. C. D.	7,6	S. C. G.	7
S. C. G.	7,5	S. C. D.	6,8
Raa	6,3	Raa	6,2

Bassin n° 3		Bassin n° 4	
Prom. pub.	8,4	Prom. pub.	8,4
T. max.	13,5	T. max.	12,8
T. méd.	11,7	T. méd.	12
OG.	11,5	OD.	11,7
OD.	11,4	OG.	11,6
S. C. D.	7,6	S. C. D.	7,6
S. C. G.	7,4	S. C. D.	7,4
Raa	6	Raa	6,3

Bassin n° 5

Prom. pub.	7,7
T. max.	12,8
T. méd.	10,2
OD.	11,2
OG.	11,7
S. C. D.	6,2
S. C. G.	6,4
Raa	5,3

Bassin n° 6

Prom. pub.	8,6
T. max.	12
T. méd.	10,9
Obl. g.	11,4
Obl. d.	11
S. C. G.	7,9
S. C. D.	7,3
Raa	5,4

Bassin n° 7

Prom. pub.	9,6
T. max.	14,2
T. méd.	13,5
OD.	12,3
OG.	12,6
S. C. D.	8,8
S C. G.	8,2
Raa	6

Bassin n° 8

Prom. pub.	5,7
T. max.	13,6
T. méd.	12,5
OG.	11,4
OD.	11,7
S. C. D.	7
S. C. G.	6,5

Bassin n° 9

Prom. pub.	8,2
T. max.	12,6
T. méd.	12
OG.	11,2
OD.	11,3
S. C. D.	7,5
S. C. G.	7,5
Raa	6,4

Bassin n° 10

Prom. pub.	7,5
T. max.	12,9
T. méd.	11,7
OG.	11,6
OD.	11,2
S. C. G.	7,4
S. C. D.	7,6
Raa	6,2

Bassin n° 11

Prom. pub.	8,3
T. max.	13,3
T. méd.	12,5
OG.	11,1
OD.	11,4
S. C. D.	8
S. C. G.	7.5
Raa	6,3

Bassin n° 12

Prom. pub.	6,8
T. max.	14
T. méd.	11,7
OG.	12,4
OD.	11,2
S. C. G.	7,4
S. C. D.	5,5
Raa	6,

Bassin n° 13		Bassin n° 14	
Prom. pub.	7,2	Prom. pub.	8,7
T. max.	13,5	T. max.	13,4
T. méd.	1,2	T. méd.	12
OD.	12,4	OD.	11,8
OG.	12,2	OG.	12,3
S. G. D.	6	S. C. D.	7,8
S. C. G.	6,3	S. C. G.	8
Raa	6	Raa	6,2

Bassin n° 15		Bassin n° 16	
Prom. pub.	9,7	Prom. pub.	9
T. max.	14,1	T. max.	12,4
T. méd.	11,9	T. méd.	11,7
OG.	13	OD.	11
OD.	12,3	OG.	11,2
S. C. G.	7,9	S. C. G.	7,8
S. C. D.	7,5	S. C. D.	7,6
Raa	6	Raa	5,8

Bassin n° 17		Bassin n° 18	
Prom. pub.	5.9	Prom. pub.	8,7
T. max.	12,8	T. max.	13,4
T. méd.	9,5	T. méd.	12,2
OG.	10	OG.	12
OD.	10,8	OD.	11,7
S. C. D.	5	S. C. D.	6,8
S. C. G.	5,5	S. C. G.	7,7
Raa	5,2	Raa	6,5

Bassin n° 19		Bassin n° 20	
Prom. pub.	7	Prom. pub.	8,2
T. max.	13,2	T. max.	13
T. méd.	10,7	T. méd.	11,5
OG.	11,1	OG.	12,3
OD.	10,9	OD.	11,6
S. C. D.	6,5	S. C. D.	6,2
S. C. G.	7,1	S. C. G.	7,8
Raa	6,2	Raa	6,1

Bassin n° 21

Prom. pub.	6,7
T. max.	12,7
T. méd.	10,7
OG.	11,5
OD.	10,5
S. C. D.	5
S. C. G.	6,6
Raa	5,3

Bassin n° 22

Prom. pub.	6,8
T. max.	13
T. méd.	12
OG.	10,4
OD.	9,5
S. C. D.	6,9
S. C. G.	6
Raa	5,3

Bassin n° 23

Prom. pub.	9,1
T. max.	12,9
T. méd.	12,4
OG.	11,7
OD.	11,5
S. C. G.	7,8
S. C. D.	7,5
Raa	6,3

Bassin n° 24

Prom. pub.	1.9
T. max.	12,7
T. méd.	10,2
OD.	11
OG.	11,6
S. C. G.	6,2
S. C. D.	6,4
Raa	5,3

De toutes ces mensurations, il résulte que les modifications les plus importantes portent sur le transverse médian dont les dimensions oscillent entre 11 et 12 centimètres. En même temps l'arc antérieur a un rayon qui oscille entre 5 et 6 centimètres.

De là, la nécessité de diviser, au point de vue anatomique les aplatis et généralement rétrécis en deux classes suivant la longueur du transverse médian et la valeur du rayon de l'arc antérieur.

Dans la première classe dont un type est représenté dans la figure 1, le transverse médian est très réduit l'arc antérieur est à court rayon et nous verrons quelles sont les conséquenses cliniques de cette forme de l'arc antérieur.

Dans la deuxième classe (figure 2), doivent être

placés des bassins à arc antérieur de rayon égal à 6 centimètres, le transverse médian ayant une longueur d'environ 12 centimètres.

Dans les 24 bassins aplatis et généralement rétrécis, mesurés 9 entrent dans la première classe et 15 dans la deuxième.

De l'étude que nous venons de faire et des mensurations que nous avons établies, nous dirons pour nous résumer que : la caractéristique essentielle du détroit supérieur dans les aplatis et généralement rétrécis consiste en ce qu'il est en général rétréci dans toutes ses dimensions; que le promonto-pubien est tout particulièrement diminué; que le transverse médian est aussi assez considérablement raccourci, mais dans des proportions moindres que pour le diamètre antéro-postérieur, que souvent même il est très diminué par rapport au transverse maximum et aux obliques dont les dimensions sont en général conservées.

C'est ce que l'on pourra constater sur les bassins, nos 3, 12, 13, 15, 19, 20, dont les dimensions sont indiquées ci-dessus.

2° **Etude de l'excavation.** — L'étude de l'excavation dans les bassins aplatis et généralement rétrécis ne semble pas au premier abord avoir une grande importance. Ordinairement les dimensions en sont conservées, surtout dans le sens antéro-postérieur.

A. Diamètre antéro-postérieur. — Souvent même, du fait de la projection du promontoire en avant la la concavité sacrée augmente et le diamètre antéro-postérieur (mi-sacro-pubien) augmente lui aussi de longueur, sous l'influence de la maladie intense l'enfant est resté couché pendant longtemps, dans les cas de rachitisme, le sacrum repoussé en avant a perdu sa concavité, est devenu plan, donnant à l'excavation une forme cylindrique, c'est le bassin canaliculé. Le rétrécissement porte alors sur toute la hauteur du bassin.

B. Diamètres transversse. — Ceux-ci peuvent être diminués et tomber au-dessous de 12 centimètres. Cela s'explique par la projection des régions cotyloïdes en dedans du bassin, diminuant non plus seulement le diamètre transverse utile du détroit supérieur, mais encore celui de l'excavation.

C. Diamètres obliques. — Le fait que les cavités cotyloïdes s'avancent plus profondément dans le bassin diminue les diamètres obliques de l'excavation. Nous avons dit en effet que l'arc antérieur est à plus forte courbure dans les aplatis généralement rétrécis que dans les bassins normaux, le mouvement qui se traduit par une fermeture de l'arc antérieur, se complètera par une réduction des dimensions des obliques de l'excavation. Mais étant donnée la laxité des ligaments sacro-sciatiques, cette réduction ne contribuera que pour une faible part à gêner la descente qui d'ailleurs semble se faire ordinairement sans utiliser les diamètres obliques.

3° **Détroit inférieur.** — Quant au détroit inférieur, il ne présente en général rien de particulier si ce n'est que dans certains cas de rachitisme où l'enfant est resté assis pendant longtemps, sous l'influence de cette pression, le coccyx est projeté en avant et peut être cause d'une certaine gêne au moment du dégagement de la tête.

Sur plusieurs bassins aplatis et généralement rétrécis dont nous avons mesuré le sous-sacro-pubien, nous lui avons trouvé une longueur d'environ 10 centimètres.

4° **Diamètres externes.** — Etudions maintenant les diamètres externes pris sur un bassin sec de forme aplatie et généralement rétrécie.

Nous ne nous arrêterons pas longuement sur les dimensions prises sur un bassin sec. Car nous avons constaté par une étude comparée de ces mensurations externes par rapport aux mensurations internes, qu'il semble assez difficile d'établir un rapport entre les diamètres transverses externes du bassin et ceux pris au niveau du détroit supérieur. En effet, on peut avoir des bassins à dimensions externes conservées correspondant à un transverse médian relativement très réduit[1].

A. Diamètres antéro-postérieurs. — Dans le diamètre antéro-postérieur, le conjugué externe de Baudelocque est diminué d'une façon plus considérable que dans les formes aplaties.

Nous avons vu en étudiant le détroit supérieur que le promonto-pubien minimum ne dépassait jamais 9 centimètres, tandis que le diamètre de Baudelocque dépasse 17 cm., 5 et atteint même 18 centimètres dans les aplatis purs, il est compris en moyenne entre

[1] Baïsset, *thèse de Lyon*.

16 et 16 cm. 5 dans les aplatis et généralement rétrécis.

B. Diamètres transverses. — a) *Epines iliaques antéro-supérieures*. — Il existe en général une différence très sensible de ce diamètre entre les deux sortes de bassins aplatis.

Dans les aplatis ce diamètre atteint toujours et dépasse même sur les bassins secs, la longueur moyenne des bassins normaux, il est de 25 cm. 5 environ, quelquefois il atteint 26 cm. 5, 27 et même 29 centimètres, alors que dans les aplatis généralement rétrécis, il est beaucoup plus faible et atteint en moyenne 22 cm. 5 à 23 centimètres toutefois, dans certaines formes de bassins aplatis et généralement rétrécis se rapprochant de l'aplati pur, ce diamètre est de 25 centimètres. Ce diamètre est susceptible parfois de s'agrandir par suite du mouvement de rotation des ailes iliaques s'écartant par leur partie antérieure se rapprochant au contraire par leur partie postérieure.

b) *Diamètres bicrêtes.*— Quant au diamètre bi-crêtes, qui est en moyenne de 29 à 30 centimètres dans les aplatis, il n'est que de 26 centimètres dans les aplatis et généralement rétrécis.

Très souvent on constate que les crêtes iliaques sont plus rapprochées dans les bassins aplatis et généralement rétrécis en même temps que les épines iliaques antéro-supérieures sont plus près l'une de l'autre. Cela s'explique fort bien d'ailleurs par le même mécanisme que celui que nous venons d'invoquer.

Quant à la différence qui existe entre les diamètres

bi-épineux et bi-crêtes et qui normalement est égale à 3 centimètres, on peut dire qu'elle est souvent diminuée dans les aplatis et généralement rétrécis; quelquefois même les rapports sont renversés. Le diamètre bi-épines iliaques antéro-supérieures seront égaux, quelquefois supérieurs aux diamètres bi-crêtes.

D'une façon générale, on peut dire que les dimensions transversales du grand bassin dépendent de la forme que le rachitisme a laissée aux ailes iliaques, et du degré plus ou moins considérable d'inclinaison de ces ailes sur le plan horizontal du bassin.

C. Diamètres postérieurs, Losange de Michaelis. — En ce qui concerne les dimensions postérieures, on observe le rapprochement des épines iliaques postéro-supérieures et la diminution de la diagonale transversale du losange de Michaelis. Cette distance qui normalement est égale en moyenne à 10 centimètres est ordinairement inférieure dans les bassins aplatis et généralement rétrécis; dans ces cas là, elle atteint en moyenne 9 centimètres. Nous verrons en faisant l'étude clinique de ce bassin, quelle importance nous devrons attacher à cette dernière dimension.

Nous ajouterons à tout cela la hauteur du sacrum indiquant que le promontoire fait dans le bassin une projection plus ou moins accentuée.

Cette projection est marquée par la diminution de la diagonale verticale du losange de Michaelis, qui de 10 centimètres de long, devient inférieure à 10 centimètres.

De cette projection du sacrum en avant dépendra la formation d'un angle à sinus variable formé par la réunion de la cinquième lombaire avec la première sacrée et la situation, soit basse, soit élevée du promontoire par rapport au plan du détroit supérieur. Cet angle, qui est normalement de 133 degrés, diminue considérablement dans les aplatis et généralement rétrécis, beaucoup plus même que dans les aplatis purs.

D. La hauteur du pubis et son inclinaison sur l'horizon. — En dernier lieu, examinons quelle est la hauteur de la symphyse pubienne. Nous constatons, en effet, que dans les aplatis et généralement rétrécis elle est beaucoup plus considérable que dans les bassins normaux. Il en est de même pour son inclinaison sur le plan horizontal et pour son épaisseur, à laquelle vient s'ajouter la présence d'un bourrelet rétro-symphysien parfois très saillant.

E. Texture et conformation du bassin aplati et généralement rétréci. — Après avoir étudié les différentes dimensions de ce bassin considérées extérieurement et au niveau du détroit supérieur, nous allons étudier maintenant quelles sont la texture et la conformation de ce bassin.

Bien que la plupart d'entre eux présentent ordinairement une constitution nettement et essentiellement rachitique, nous retrouvons encore parmi ceux que que nous avons observés et étudiés, ainsi que parmi ceux qui sont décrits dans les principaux auteurs, des bassins qui n'offrent aucune trace apparente de lésions rachitiques.

C'est pourquoi nous avons pensé qu'il y avait lieu de faire deux catégories :

1° Une variété rachitique (la plus fréquente).

2° Une variété non rachitique (relativement rare).

A. *Variété rachitique.* — Dans un grand nombre de cas, le bassin rachitique est souvent compliqué d'un certain degré d'atrophie, caractérisée par une diminution d'épaisseur de tout le squelette pelvien. Le plus fréquemment les os sont, au contraire, augmentés de volume.

Souvent même la texture des os du bassin ne présente rien de particulièrement anormal, en dehors des cas d'atrophie fortement prononcée ou d'épaisseur excessive.

Quant au bassin aplati généralement rétréci, d'origine rachitique, il présente les particularités suivantes :

Les os qui ont été, au début de la vie, rendus de par leur constitution anatomique plus souples et plus malléables, sont facilement recourbés.

Les ailes iliaques sont d'une façon générale plus inclinées sur l'horizon que dans le bassin normal. Le sacrum s'avance profondément en bas et en avant entre les ilions.

Le sacrum, quoique assez épais, est plus concave que normalement et semble assez considérablement diminué dans sa largeur. Le promontoire fait un angle beaucoup plus aigu, aussi les sinus sacro-iliaques sont plus profonds mais, par contre, beaucoup moins larges. Cette projection est d'ailleurs plus nette que dans les aplatis et ne se remarque pas seulement sur la partie supérieure du sacrum, elle se retrouve en bas vers la dernière sacrée qui tend avec la pointe du coccyx à se rapprocher du bord inférieur du pubis. Dans les bassins normaux, sur les côtés du bassin les cavités cotyloïdes qui ont une courbure légère, il est vrai, mais parfois assez prononcée de leur concavité interne. On remarque que cette concavité dans les aplatis généralement rétrécis est remplacée par une surface plane et souvent même par une surface plus ou moins arrondie à convexité regardant en dedans. Ces crêtes pectinéales présentent la même disposition.

Parfois on note une acuité exagérée de la crête pubienne qui se termine en pointe vers le tendon d'attache du muscle petit psoas.

Nous ajouterons à cela la forte proéminence du cartilage de la symphyse pubienne.

En somme, les déformations portant sur le sacrum, sur le promontoire, sur les côtés du bassin nous indiqueront surtout que nous avons affaire à un bassin rachitique ; les mensurations nous indiqueront par la suite dans quelle classe nous devrons grouper ce bassin.

Ce seront là à peu près les seuls éléments qui fourniront, dans l'étude anatomique, le moyen de reconnaître un aplati généralement rétréci rachitique.

b) *Variété non rachitique*. — Cette variété, plutôt rare, se retrouve dans différents types de bassins. Ce sont souvent des malades qui ont été pendant leur vie atteintes d'achondroplasie; d'autres ont présenté des troubles généraux et offraient concurremment avec leur rétrécissement du bassin un arrêt du développement du squelette, une absence ou tout au moins des lésions de la glande thyroïdienne ; d'autres ont eu un squelette en général de petite taille, (nanisme), coïncidant ou non avec des lésions du corps thyroïde.

Enfin, certains de ces bassins présentent, en apparence, un aspect infantile.

Quoique ces affections dystrophiques aient une tendance à rétrécir le bassin d'une façon à peu près régulière, il est facile d'en retrouver des cas qui indiquent nettement et par leurs formes et par leurs dimensions, qu'ils sont des bassins aplatis et généralement rétrécis.

Litzmann en cite deux cas. Ce sont des femmes mortes pendant leurs couches. — Les malades, d'après les observations qui avaient été prises, ne présentaient pas de signes de rachitisme, mais étaient de petite taille. Il attribue cette déformation du bassin « à la petitesse de l'ébauche initiale » indépendamment de la position du sacrum.

Il existe aussi au Musée de la clinique obstétricale de Lyon un squelette d'achondroplase réellement typique dont les mensurations indiquent la forme aplatie et généralement rétrécie.

Si nous examinons les autres bassins qui ne semblent pas présenter de traces de rachitisme, nous constatons qu'ils sont en général composés par des os d'une gracilité excessive.

Comme dans les formes rachitiques, les ailes iliaques sont abaissées, le sacrum projeté en avant, les côtés latéraux du bassin sont rejetés en dedans. Mais ce qui domine, c'est le manque d'étoffe; les os sont minces, les fosses iliaques transparentes, les crètes iliaques diminuées d'épaisseur. Sur l'un de ces bassins la minceur est telle que l'aile iliaque a été repliée, coudée, formant ainsi un angle dièdre de 90 degrés environ.

Il en est de même pour le reste du bassin, l'épaisseur des os est excessivement réduite au niveau des crêtes pectinéales, des pubis et des ischions.

La même remarque peut être faite pour le sacrum.

Mais ce qui domine dans tous ces bassins, c'est l'atrophie du squelette.

Dans certains cas, chez des femmes, les bassins ont gardé après la puberté les mêmes dimensions qu'ils avaient pendant l'enfance, par suite d'un défaut de développement. On peut alors attribuer ce défaut de développement à un envahissement prématuré des cartilages par les sels calcaires, cette calcification rendant difficile la croissance des os.

Cette atrophie peut s'expliquer de deux façons. Il s'agit :

1° De femmes qui sont nées avec une constitution osseuse imparfaite, le développement ayant par la suite marché très lentement.

2° De femmes qui sont nées avec une constitution normale et qui ne se sont pas développées. En général, ces bassins atrophiques sont caractérisés par un arc antérieur à court rayon.

F. Classification des bassins aplatis et généralement rétrécis. — Nous venons de voir en étudiant les bassins aplatis et généralement rétrécis, leurs dimensions, leur arc antérieur, leur constitution et leur conformation générales, qu'il est impossible à cause des variétés que nous y avons remarquées, de les ramener tous à une même forme typique que nous avons définie au début de ce chapitre.

Nous devrons donc, ainsi que l'a déjà fait Michaelis

(*Das Enge, Becken* p. 132, § 191 [1] diviser les bassins aplatis et généralement rétrécis en deux formes:

1° Une forme dans laquelle on trouve, en même temps qu'une diminution considérable du diamètre antéro-postérieur, une diminution notable du transverse médian, alors que le transverse maximum est conservé ou relativement peu diminué. Concurremment avec la modification du transverse médian, on note une diminution du rayon de courbure de l'arc antérieur caractérisée par une projection en dedans des deux côtés latéraux du bassin. La courbure est alors plus prononcée, et correspond à un rayon de 5 centimètres en moyenne. Ces bassins présentent une projection assez accentuée des cotyloïdes, sans décrire cependant une convexité trop marquée.

2° Une autre forme, dans laquelle le promonto-pubien est ordinairement inférieur à 9 centimètres, le transverse médian tombe au-dessous de 12 centimètres et dont l'arc antérieur répond à un rayon de courbure égal à 6 centimètres environ.

[1] Michaelis, *Das Enge Becken*, Leipzig, 1851.

CHAPITRE III

ETIOLOGIE ET PATHOGÉNIE.

Si nous recherchons, parmi les observations de bassins aplatis et généralement rétrécis, quelles sont les causes les plus fréquentes de ce genre de rétrécissement, nous trouvons en premier lieu le rachitisme.

Rachitisme. — En effet, dans la plupart des observations que nous avons lues, les signes d'un rachitisme sont signalés. Souvent le rachitisme n'est pas apparent les malades sont plutôt de petite taille, mais l'interrogatoire nous apprend qu'elles ont marché tard et, péniblement à 1 an et demi, 2, 3, 4 et même 5 ans. D'autrefois elles ont marché entre 1 an et 1 an et demi, puis tout à coup, dans le jeune âge, elles ont perdu l'usage de leur appareil locomoteur, pendant une période variant de quelques semaines à plusieurs mois. Les malades indiquent qu'elles ont dû garder la position couchée ou assise.

D'autres ont eu les jambes déformées, les épiphyses nouées, sans qu'actuellement on trouve des traces de ces altérations.

Dans d'autres cas, le rachitisme est plus apparent. Ce sont des femmes de taille bien inférieure à la moyenne. Le corps est en général petit, incomplètement développé ; les membres sont grêles, les membres inférieurs sont particulièrement altérés, les épiphyses augmentées de volume, les tibias déformés en lame de sabre et des fémurs déviés en parenthèses. Le thorax est élargi à sa base, rétréci à sa partie supérieure présente au niveau des articulations chondro-costales des séries de nouures formant le chapelet rachitique; Le ventre est en général volumineux et ballonné, souvent aussi chez ces femmes les épaules sont relevées, le dos et les lombes au lieu de former une courbure en S sont constitués par une surface à peu près plane, l'ensellure du dos disparaît, le creux sacro-lombaire s'efface.

La colonne vertébrale est souvent déviée; la face asymétrique; les bosses frontales saillantes (front olympien), les dents petites, mal implantées, échancrées; la voûte palatine en ogive.

Comment le rachitisme agit-il pour produire ainsi les déformations du bassin ? Dans le bassin aplati et généralement rétréci il doit agir de trois façons :

1° Par une insuffisance de développement causant une égale diminution de tous les diamètres du bassin. Cette cause semble en effet, se retrouver fréquemment chez des femmes de petite taille dont les os sont courts, grêles, mal développés. Cet arrêt de développement portera aussi bien sur le bassin en particulier que sur tout le squelette en général.

2° Par la pression qui s'exerçant sur le diamètre antero-postérieur produit une diminution de ce diamètre.

3° Par des pressions bilatérales qui peuvent diminuer les diamètres transverses du bassin et produire un arc antérieur de forte courbure.

1° Insuffisance de développement d'origine rachitique. — Une caractéristique particulière de rachitisme consiste dans l'arrêt de développement de tout ou d'une partie du squelette. Dans les aplatis et généralement rétrécis, c'est un arrêt de développement qui constitue l'angustie générale du bassin. « Alors, dit Bonnaire[1], le bassin manque d'étoffe aussi l'appelle-t-on bassin généralement rétréci, rachitique, ou plus simplement bassin aplati et généralement rétréci (bassin atrophique de Michaelis). L'arrêt de développement des os du bassin dépend exclusivement de l'intensité du processus histogiénique de la maladie ». Mais il n'y a pas toujours arrêt de développement, il y a encore une autre cause qui intervient, c'est ce que Litzmann appelle « la petitesse de l'ébauche initiale ». Les os à la naissance sont alors de petites dimensions et incomplètement développés.

2° Influence des pressions sur les diamètres antéro-postérieurs et latéraux. — Ce sont les frères Weber et après eux Hermann Meyer qui par des travaux restés célèbres sur la mécanique de l'appareil locomoteur de l'homme ont ouvert la voie à la connaissance du mécanisme pathogénique des rétrécissements du bassin.

La condition primordiale de la projection du sacrum en avant est la pression produite par le tronc. C'est surtout dans la position verticale que cette influence devient manifeste.

[1] Bonnairer in *Tarnie et Budin*, t. III, Paris 1886.

A. Influence de la station verticale. — Si nous envisageons avec Freund le centre de sustentation dans la position debout, nous constatons que ce centre de sustentation, qui a pour sommet le sacrum, passe par la facette auriculaire iliaque, suit la partie postérieure de la ligne innominée, et se termine dans le fond de la cavité cotyloïde ; en ce point il affronte les contre-pressions exercées par les têtes fémorales. Les extrémités de ce centre sont conjuguées par les branches horizontales du pubis. « Dans l'attitude[1] debout une grande partie des parois de l'excavation pelvienne ainsi que le pourtour du détroit inférieur échappent à l'action directe de la pression du tronc. »

On a donc d'une part une pression exercée par le poids du tronc et, d'autre part, une contre-pression. Chez un enfant rachitique le sacrum chargé du poids du corps s'incurve en avant, sa base se rapproche des pubis.

Pour la même raison l'enfant a tendance de laisser pencher son corps en avant et, pour corriger cette action de la pesanteur, il contracte ses muscules sacro-et dorso-lombaires, alors la lordose dorso-lombaire s'exagère accentuant encore en avant la saillie du promontoire.

D'autre part les contre-pressions latérales fournies par les fémurs ont tendance à rapprocher les deux extrémités transversales du bassin au niveau du détroit supérieur.

A cette cause efficiente due au poids du thorax il faut ajouter des causes prédisposantes. Ce n'est pas

[1] Tarnier et Budin.

seulement le poids du corps qui fait l'incurvation du sacrum, nous devons incriminer aussi la faiblesse constitutionnelle des os du bassin caractérisée par une malléabilité excessive, la trop grande laxité des ligaments sacro-iliaques. Par suite de la mobilité de l'articulation sacro-iliaque, le sacrum subit non seulement une incurvation, mais encore une rotation autour de son axe horizontal.

Il serait difficile de savoir laquelle de ces deux forces intervient dans le bassin aplati et généralement rétréci ; est-ce la pression du tronc ; est-ce la laxité des ligaments? Les opinions sont partagées. En tout cas, quoi qu'il en soit, il paraît évident que ces déformations n'existeraient pas en dépit de l'une ou l'autre de ces deux causes si le bassin n'était pas primitivement rachitique.

Kehrer, qui donne la prédominance d'action à la traction musculaire et à la laxité ligamenteuse, invoque comme cause le rachitisme congénital. Certains auteurs ont, en effet, constaté la présence de ce rachitisme intra-utérin et l'ont expliqué par la pression exercée sur le fœtus pendant la vie intra-uterine, soit par les organes abdominaux de la mère, soit par le propre poids de l'enfant (présentation du siège), soit encore par celui de ses enveloppes.

Indépendamment des modifications de formes subies par le sacrum dans la position debout, il existe encore des déformations portant sur les ailes iliaques. Elles proviennent de la pression exercée par les organes abdominaux.

Dans le rachitisme, le foie, la rate sont hypertrophiés,

l'estomac dilaté, aussi l'abdomen est-il volumineux. Le faible volume du thorax à sa partie supérieure contribue à refouler tous ces organes profondément dans la cavité abdominale. Alors les ailes iliaques, grêles, peu résistantes, s'élargissent, s'étalent, surtout à leur partie antérieure.

B. Influence des stations couchée et assise. — *1° Station couchée.* — La station couchée agira plutôt en diminuant la concavité du sacrum sans augmenter la flexion au niveau de l'angle sacro-lombaire, mais si le bassin est déjà aplati et généralement rétréci, elle ajoutera à cette première cause de dystocie la diminution de l'excavation sans trop grande modification du détroit supérieur.

2° Station assise. — La station assise permettra plus facilement que la station couchée la projection du promontoire car, dans ce cas-là, la pression du tronc pourra encore s'exercer, mais alors la concavité sacrée sera augmentée (ce qui est assez fréquent dans les bassins aplatis et généralement rétrécis), et le rétrécissement du détroit supérieur se compliquera d'un rétrécissement du détroit inférieur, par élévation du coccyx et de la dernière sacrée dans ce cas-là, l'arc antérieur peut avoir conservé sa courbure normale.

Aplatis et généralement rétrécis non rachitiques. — Influences diverses. — Etudions maintenant les causes autres que le rachitisme qui peuvent produire une atrophie du bassin avec coïncidence d'aplatissement.

« Cette variété de bassin, dit à ce sujet Karl

Schröder [1], sur laquelle Michaelis a le premier appelé l'attention, dépend presque toujours de la petitesse de toutes les parties associées à un degré modéré d'aplatissement, si bien que malgré ce faible degré de l'aplatissement, le conjugué, par suite de la petitesse de toutes ces parties, peut devenir notablement trop petit, tandis que la distension transversale n'est pas suffisamment grande pour permettre au diamètre transverse d'atteindre les dimensions normales. »

De toutes les causes de ces viciations du bassin par défaut généralisé de développement, nous citerons :

1° *L'Achondroplasie* [2]. — Elle consiste dans une lésion dystrophique du cartilage primordial. Au point de vue anatomo-pathologique, elle est caractérisée par son siège au niveau des os longs, dont le développement est imparfait dans le sens longitudinal, tandis qu'il se se fait normalement et même quelquefois s'exagère dans le sens transversal.

Ce qui distingue les achondroplasiques des nains, c'est qu'ils ont le tronc et la tête normalement développés, alors que les bras et les jambes sont d'une petitesse excessive. C'est ce que nous avons pu constater sur le squelette d'achondroplasique, qui se trouve au musée de la clinique obstétricale. Le bassin de ce squelette qui appartenait à une femme de vingt-six ans présente des os des membres de petite dimension par rapport à la tête qui semble plus grosse que normalement, et au thorax dont les dimensions sont aussi nor-

[1] Karl Schröder, trad. Charpentier, Paris, 1875

[2] Peloquin, thèse de Lyon, 1902.

males. Les os ne sont pas très grêles. Le sacrum est petit et projeté en avant. C'est un bassin qui est diminué de longueur dans toutes ses dimensions, mais c'est surtout son diamètre antéro-postérieur qui est raccourci.

Voici les dimensions de ce bassin :

Promonto-pubien, minimum . . .	5 cent.	
Diamètre transverse, maximum. .	11 —	
— — médian . . .	10 —	
Oblique gauche	8 cent. 5	
Oblique droit	8 — 6	

C'est donc bien un aplati et généralement rétréci. Mais nous pourrons ajouter qu'il perd pour l'accoucheur une grande partie de son intérêt en ce sens que, par l'exiguïté de ses dimensions, il entre dans la catégorie des bassins dits chirurgicaux, pour lesquels une intervention est le seul moyen de terminer l'accouchement.

2° *Le nanisme.* — C'est une affection caractérisée par une diminution de longueur et d'épaisseur de tout le squelette, sans signe de rachitisme. Is. Geoffroy Saint-Hilaire le définit de la manière suivante : « On doit entendre en tératologie par nain un être chez lequel toutes les parties du corps ont subi une diminution générale et dont la taille se trouve ainsi de beaucoup inférieure à la taille moyenne de son espèce et de sa race ».

Il arrive fréquemment que chez des femmes présentant des signes de nanisme on trouve un bassin généralement rétréci, auquel vient se joindre un aplatissement, mais ce raccourcissement semble plutôt provenir, ainsi que le prétend Litzmann, de la petitesse de l'ébauche initiale ».

3e Viciations par dystrophie généralisée. On peut également retrouver le bassin généralement rétréci et aplati chez des femmes atteintes de myxœdème et de crétinisme; la dystrophie portant non seulement sur l'organisme, en général, mais encore sur le bassin et tout le système osseux.

Dans ce cas-là, on constate le plus souvent, coïncidant avec cette dystrophie généralisée, une absence, une lésion ou, au contraire, une hypertrophie du corps thyroïde.

Enfin, dans certains cas, il n'est pas rare de trouver, concurremment avec un rachitisme très net des signes non équivoques d'une dystrophie généralisée. Et alors l'atrophie générale du bassin est due à la dystrophie causale et le rachitisme surajouté provoque l'aplatissement.

Les nombreuses causes qui peuvent frapper le développement du squelette expliquent les variétés de forme que l'on observe dans les bassins à ranger parmi les aplatis et généralement rétrécis; mais si la pathogénie est complète, les modifications de la forme du détroit supérieur sont analogues et leur caractéristique obstétricale est que le diamètre transverse est le seul diamètre d'engagement et que ce transverse étant diminué, la tête doit passer en flexion.

Fréquence du bassin aplati et généralement rétréci, plus de 1 pour 100. — Ce bassin se retrouve en moyenne dans 1/100 des accouchements et constitue pour sa part un tiers des rétrécissements du bassin.

Sur 11.236 accouchements qui ont eu lieu à la clinique obstétricale dans l'espace de douze ans, nous trouvons :

Bassins	aplatis généralement rétrécis .	158
—	généralement rétrécis . . .	96
—	aplatis purs.	242
—	asymétriques et autres . . .	65
	Ce qui fait au total. . . .	561

Le bassin aplati et généralement rétréci est donc bien moins fréquent que l'aplati pur dans la proportion de un sur trois bassins rétrécis, il est un peu plus fréquent aussi que généralement rétréci.

CHAPITRE IV

EXAMEN CLINIQUE DU BASSIN APLATI ET GÉNÉRALEMENT RÉTRÉCI

1° **Interrogatoire.**— Avant de procéder à l'examen du bassin, il importe tout particulièrement de rechercher chez une femme enceinte tout ce qu'elle peut posséder d'antécédents physiologiques ou pathologiques, tant à son point de vue personnel qu'au point de vue de son ascendance.

Si l'on a affaire à une multipare, il sera bon de se renseigner le plus possible sur la marche et l'évolution des accouchements antérieurs.

Le rachitisme étant considéré à juste titre comme la cause la plus fréquente de déformations pelviennes, l'accoucheur devra s'informer soit auprès de la malade, si la chose est possible, soit auprès de ses parents des antécédents pathologiques qui peuvent déceler les lésions rachitiques du bassin, alors que l'examen externe n'en révèle aucune trace.

A quel âge la malade a-t-elle marché? A-t-elle marché tard? ou bien a-t-elle marché à l'époque normale, puis tout à coup, perdant l'usage de son appareil locomoteur, pendant des semaines et même des mois, a-t-elle dû garder la position soit couchée, soit assise?

Il n'est pourtant pas toujours facile de se procurer

ces renseignements ; et en parcourant les nombreuses observations de bassins rétrécis par le rachitisme, nous trouvons citées quantité de femmes qui ne peuvent pas préciser la date de leurs premiers pas.

L'accoucheur sera alors obligé de demander à la malade si, dans son enfance, elle a été *nouée*, si ses jambes ont été plus ou moins incurvées.

2° **Examen du squelette.** — Souvent l'interrogatoire ne sera pas d'un bien grand secours. Heureusement l'examen du squelette pourra mettre le clinicien sur la bonne voie. « Cet examen, dit Bonnaire[1], doit être pratiqué successivement dans les deux attitudes verticale et horizontale. »

La femme étant placée dans la position verticale, on mesurera la hauteur de sa taille.

D'une façon générale, les rachitiques sont de petite taille, et cela s'explique par l'affaissement de la colonne vertébrale et du sacrum, la coudure des tibias et des fémurs. A l'examen, dans la position verticale, on note avec la petitesse de la taille un tassement général du corps, un thorax carré, une absence totale d'ensellure lombaire et de la saillie des hanches. Mais souvent aussi le rachitisme coïncide avec une taille normale.

Ceci fait, on place la femme dans la position horizontale et on examine tout le squelette de bas en haut. Les pieds ne présentent ordinairement pas de déformation.

On examine ensuite les tibias et les fémurs. Les tibias sont-ils atteints par le rachitisme, en suivant avec le doigt le long de la crête, on les trouve souvent déformés

[1] *in* Tarnier et Budin.

en S iliaque. A leur partie supérieure, ils dessinent une convexité tournée en avant et en dedans, tandis qu'en bas il sont concaves. Les extrémités sont nouées, augmentées de volume, quelquefois dans l'adduction, les deux malléoles internes ne se touchent pas. Les fémurs eux aussi, sont concaves en dedans et, si l'on met les deux membres inférieursen contact, ce contact n'existe pas sur toute leur longueur, il fait défaut au niveau des condyles internes. Les cuisses sont déformées en parenthèses.

Les condyles sont quelquefois très épais. D'autres fois, ils sont déjetés en bas et en dedans produisant la forme « *genu valgum.* »

Le thorax est élargi à sa base par la dilatation de l'estomac, l'hypertrophie des organes abdominaux et le météorisme fréquent dans ces cas-là, les côtes écartées en dehors, la cage thoracique proéminente.

Nous ne devrons pas oublier non plus dans notre examen l'inspection minutieuse de la colonne vertébrale. Les déviations scoliotiques, cyphotiques, lordosiques nous mettront sur la voie du rachitisme et d'un rachitisme d'autant plus important à connaître que les déviations de la colonne vertébrale pourront influer d'une façon considérable sur la forme du bassin.

L'examen de la tête et du crâne pourra quelquefois aussi offrir des renseignements à l'accoucheur. Le visage présente-t-il une certaine asymétrie, le front est-il saillant, le maxillaire proéminent, la voûte palatine ogivale, les dents déformées, petites et mal implantées, tous cela pourra nous faire soupçonner chez la malade l'existence du rachitisme pelvien.

Cependant de ces déformations de tout le squelette il ne faudra pas en déduire forcément une angustie du bassin ; quelquefois en effet à la viciation générale correspond un bassin normal, alors que inversement chez des femmes à squelette à peu près normalement constitué, on retrouve des bassins considérablement rétrécis.

Ceci nous amène à parler de l'examen et de la mensuration du bassin ou pelvimétrie.

3° **Pelvimétrie**.—Nous diviserons la pelvimétrie en :

1° *Pelivmétrie externe* qui étudie les dimensions externes du bassin.

2° *La pelvimétrie interne* qui étudie au contraire les dimensions du détroit supérieur et de l'excavation pelvienne.

Jusqu'à présent l'examen général du squelette, l'interrogatoire de la femme ne pouvaient nous laisser supposer qu'un rétrécissement du bassin. C'est en commencant l'étude de la pelvimétrie externe que nous commençons l'étude diagnostique du bassin aplati et généralement rétréci.

Mais avant de faire la pelvimétrie du bassin, nous devons examiner certains détails de l'aspect extérieur qui peuvent nous mettre sur la voie du rachitisme.

Commençons par l'étude des parties externes ; en premier lieu, nous étudierons la conformation de l'aile iliaque, sa hauteur, sa fonction.

1° Position des ailes iliaques : « Cette connaissance, dit Litzmann, est particulièrement importante pour le diagnostic de l'obliquité du bassin ; nous l'apprécierons d'après la situation respective des crêtes iliaques, des épines iliaques antérieures et postérieures et d'après les rapports de ces dernières avec la face postérieure du sacrum. »

Nous considérerons également leur largeur, leur forme, leur hauteur, leur constitution et leur inclinaison sur l'horizon.

2° Le sacrum, sa face postérieure, l'aspect de la région lombaire ; sa hauteur, sa largeur.

3° Les pubis, leur saillie, leur hauteur, leur inclinaison.

A. Mensurations externes. — L'exploration externe du bassin étant terminée, nous passerons à la mensuration des différents diamètres de ce bassin.

1° *Diamètre antéro-postérieur.* — La mensuration de ce diamètre sera pratiquée avec le compas de Baudelocque. Une des pointes de cet instrument étant placée en avant, à la partie supérieure de la symphyse pubienne et, en arrière, au niveau de la dépression qui correspond à l'apophyse épineuse de la 5e lombaire, la malade est dans le décubitus dorsal. Lorsque nous avons établi les dimensions du diamètre antéro-postérieur sur le bassin aplati et généralement rétréci, nous avons dit que c'était ce diamètre qui était le plus diminué et que, d'une façon générale, il était inférieur à 9 centimètres.

Le conjugué externe sera donc lui aussi de beaucoup diminué. Tandis que ce diamètre est en moyenne de 20 centimètres dans les bassins normaux, de 17 centimètres dans les bassins aplatis, il n'est que de 16 cm. 2 en moyenne dans les aplatis et généralement rétrécis.

De là pourrons-nous déduire de la longueur obtenue avec le compas de Baudelocque la distance du promontoire au bord inférieur du pubis? Nous pourrons tenir compte évidemment de la longueur du conjugué externe, mais nous aurions tort de conclure à un grand diamètre promonto-pubien, pour un conjugué Baudeloque de 18 ou 19 centimètres et, réciproquement, à un promonto-pubien faible pour un conjugué externe de 16 centimètres.

En résumé. Cette longueur ne dépend donc pas seulement en effet de la hauteur du promontoire, de sa projection en avant, elle dépend aussi de l'épaisseur des parties molles du revêtement de la texture, du sacrum et du pubis, et de la direction relativement variable des deux diamètres. Car l'extrémité postérieure du conjugué externe ne se trouve qu'exceptionnellement sur le prolongement du conjugué vrai. D'ailleurs, les auteurs ne sont pas d'accord sur la longueur à diminuer au conjugué externe pour obtenir le conjugué vrai et, si d'une façon générale on peut conclure pour un conjugué externe inférieur à 16 centimètres à un rétrécissement du bassin et inversement. Mais on ne pourra indiquer par là ni quelle est la forme, ni quel est le degré de ce rétrécissement.

2° *Diamètres transverses.* — Les diamètres transverses du bassin sont « utilisables dans un double sens »; d'une part, autant qu'on peut admettre que la grandeur absolue de ces diamètres est dans un rapport déterminé avec celle du diamètre transverse du petit bassin et particulièrement de l'entrée du bassin (Litzmann).

Nous considérerons deux diamètres transverses externes :

a) Le bi-épineux (entre les épines iliaques antéro-supérieures) ;

b) Le bi-crêtes (entre les deux points les plus éloignés, pris sur les crêtes iliaques).

a) *Le bi-épineux.* — Cette distance prise sur le vivant, qui est d'environ 27 centimètres à 27 cm. 2 pour un bassin normal ; de 27 centimètres et plus pour un bassin aplati, ne présente guère que 24 centimètres pour un bassin aplati et généralement rétréci.

D'autres fois, au contraire, par suite de l'évasement des crêtes iliaques, de leur inclinaison, ces diamètres sont de beaucoup augmentés, alors que le transverse médian à l'entrée du bassin, est relativementréduit ;

b) *Le bi-crêtes.* — Ce diamètre est également plus petit dans le bassin aplati et généralement rétréci (27 centimètres) que dans le bassin normal (29 centimètres) et que dans l'aplati pur (29 à 29,5 en moyenne).

Toutefois, nous ferons à propos du bi-crête la même remarque que pour le bi-épineux, au sujet des variations de longueur dues à l'évasement des crêtes iliaques.

c) *Rapport entre le bi-épineux et le bi-crête.* — Dans le bassin normal, la différence entre ces deux longueurs est d'environ 3 centimètres. On peut établir que, pour les bassins aplatis et généralement rétrécis, cette longueur tombe à 2 centimètres, que les distances sont quelquefois égales et que, dans certains cas même, les rapports sonts intervertis.

Quel intérêt pourrons-nous retirer de la mensuration des transverses externes pour évaluer les transverses internes ?

De l'étude anatomique que nous avons faite du bassin aplati et généralement rétréci, de sa conformation, des variations que peut subir le degré d'inclinaison des ailes iliaques, par suite d'un rachitisme plus ou moins prononcé, des rapports que nous avons par cela même constatés entre les dimensions externes et les dimensions internes du diamètre transverse, il nous semble qu'on ne doit conclure qu'avec beaucoup de réserves de la longueur des transverses externes à celle des transverses internes. « Ses grandeurs maxima et minima, dit Litzmann, montrent des variations si considérables que nous ne pouvons nous garantir contre de fortes erreurs d'appréciation qu'en examinant avec soin tous les facteurs qui peuvent influer sur le rapport des deux mesures et en tenant en même temps compte de tous les autres moyens de diagnostic ».

3° *Diamètres postérieurs. Hauteur du sacrum. Losange de Michaelis.* — Aux dimensions transversales nous ajouterons les dimensions tirées des mensurations postérieures du bassin. Nous étudierons :

1° La distance entre les épines iliaques postéro-supérieures;

2° La hauteur du sacrum;

3° La forme du losange de Michaelis.

1° *Distance entre les deux épines iliaques postéro-supérieures.* — Cette distance nous permettra d'apprécier la largeur du sacrum et, comme conséquence, la largeur transversale du bassin, puis par son rapport avec la dimension bi-épineuse antérieure, le degré d'inclinaison du sacrum en avant et la tension transversale du détroit supérieur qui en est la conséquence.

Pour mesurer ce diamètre sur le vivant, nous parcourons les crêtes iliaques dans toute leur longueur; d'avant en arrière, nous arrivons à leur partie postérieure; à cet endroit, nous remarquons la présence, à droite et à gauche, de deux fossettes qui nous serviront de points de repère pour mesurer la distance entre les deux épines iliaques postéro-supérieures.

Cette distance, qui est d'environ 10 centimètres à 10 cm. 5 chez des femmes à bassin normal, est ordinairement plus petites dans les aplatis et généralement rétrécis; elle n'est presque jamais supérieure à 10 et atteint en moyenne 9 centimètres.

Quant au rapport qui existe entre la distance bi-épineuse postérieure et la bi-épineuse antérieure, elle est, d'après Litzmann, de 1/3,9 dans les aplatis et généralement rétrécis, alors qu'il est de 1/3 à 1/3,3 pour les bassins normaux; de 1/3,5 pour les aplatis non rachitiques; de 1/4,3 pour les aplatis rachitiques.

L'évaluation de cette dimension, relativement facile chez des femmes maigres, présente beaucoup plus de difficultés chez les femmes grasses. Dans ce dernier cas, il ne sera pas facile de conclure à des dimensions exactes;

2° *Hauteur du sacrum et losange de Michaelis.* — Quant à la hauteur du sacrum, nous l'apprécierons par une ligne qui irait de la cinquième lombaire au sommet du sillon inter-fessier (dernière vertèbre sacrée).

Cette hauteur, nous l'avons déjà dit dans notre étude

anatomique, est de beaucoup diminuée dans les aplatis généralement rétrécis. Alors qu'elle est pour les bassins normaux de 9 cm. 8, d'après Michaelis, elle est plus faible dans les aplatis purs, plus faible encore dans les aplatis généralement rétrécis.

Après avoir étudié les dimensions postérieures dans le sens vertical et dans le sens horizontal, nous définirons et délimiterons le losange de Michaelis, de la façon suivante : C'est un quadrilatère qui a pour angle supérieur, l'apophyse épineuse de la cinquième lombaire ; pour angle inférieur, le sommet du sillon interfessier ; pour angles latéraux, les deux fossettes situées au niveau des épines postéro-supérieures. Les diagonales verticales et horizontales du losange de Michaelis sont diminuées de longueur dans les aplatis et généralement rétrécis, la verticale étant plus diminuée que l'horizontale ; mais ce qui persiste dans le bassin aplati et généralement rétréci, c'est la symétrie des deux triangles latéraux constituant le losange de Michaelis.

Nous venons de voir, en étudiant les différentes dimensions externes, la difficulté que l'on éprouve à apprécier les diamètres internes par la mensuration des diamètres externes. On comprend dès lors à quelle erreur on s'expose et, si toutefois nous ne devons pas exclure totalement d'un bassin la pelvimétrie externe, nous devrons toujours y adjoindre la pelvimétrie interne et l'étude détaillée de la forme du bassin.

B. Examen interne du bassin. — L'examen interne du bassin se fera de deux façons :

1° Par la mensuration interne ;

2° En évaluant, par le toucher, la forme et la topographie du bassin. C'est ce que Fochier appelait la *pelvigraphie*. A cette étude, nous ajouterons l'étude de l'arc antérieur dans le diagnostic des bassins aplatis et généralement rétrécis.

La pelvimétrie peut être instrumentale ou digitale.

Nous ne nous arrêterons pas à décrire les différents instruments qui ont été proposés pour étudier soit les diamètres antéro-postérieurs, soit les diamètres transverses du bassin. Leur avantage n'est que théorique.

Bien qu'au premier abord la pelvimétrie instrumentale semble donner des résultats plus précis, sa supériorité diminue en face des difficultés qu'exige sa mise en pratique. Le meilleur, le plus simple de tous les pelvimètres c'est le doigt.

Le toucher sera de préférence bidigital; il présentera outre l'avantage d'offrir à l'accoucheur moins de difficultés, celui de donner des résultats plus précis.

1° *Evaluation du diamètre antéro-postérieur.* — Nous n'entrerons pas dans les détails du manuel opératoire, nous le supposons connu.

Nous avons dit au début de cet ouvrage que, dans les bassins aplatis et généralement rétrécis, le promonto-pubien était beaucoup plus petit que dans les bassins aplatis et même dans les généralement rétrécis.

Nous avons dit que le promonto-pubien minimum n'était pas supérieur à 9 centimètres. Or, nous ne pouvons mesurer que le promontoire sous-pubien. Les auteurs ne semblent pas d'accord sur la longueur à diminuer au promontoire sous-pubien; pour obtenir le promonto-pubien minimum. Velpeau défalquait 1 centimètre, P. Dubois et Cazeau 9 à 11 millimètres pour un grand bassin et 6 à 9 pour un petit, Maygrier, Michaelis et Litzmann 18 millimètres. Actuellement, le plus grand nombre des accoucheurs est d'avis de défalquer 15 millimètres. Si par la pelvimétrie digitale on obtient un promonto-sous-pubien de 10 cm. 5, on pourra évaluer le diamètre utile à environ 9 centimètres.

Nous déduirons de ce que nous avons dit plus haut que les bassins ayant un promonto-sous-pubien égal ou inférieur à 10 cm. 5, seront probablement des aplatis généralement rétrécis ; ce diagnostic ne pourra toutefois être confirmé que par l'étude de l'arc antérieur du bassin et de ses diamètres transverses.

Cependant nous ne devrons pas considérer comme absolue la réduction de 15 millimètres faite au promonto-sous-pubien.

En effet le promonto-pubien peut présenter plusieurs facteurs qui feront varier le rapport qui existe entre le conjugué vrai et le conjugué diagonal,

Ces facteurs sont : 1° *La hauteur* du promontoire plus en effet, le promontoire sera situé haut par rapport au pubis, plus sera grande la différence entre le promonto-sous-pubien et le promonto-pubien minimum. C'est l'inverse qui se produit lorsque le promontoire est bas, dans ce cas là, il faut défalquer du promonto-sous-pubien une longueur inférieure à 15 millimètres pour obtenir le promonto-pubien minimun.

2° *La hauteur du pubis.* — Il en sera de même pour la hauteur du pubis ; si elle augmente, son bord supérieur tend à se rapprocher du promontoire, le promonto-pubien minimun aura tendance à diminuer de longueur par rapport au promonto-sous-pubien ; si au contraire cette hauteur diminue, le promonto-pubien minimum tendra à augmenter de longueur par rapport au promonto-sous-pubien. Dans le premier cas, on défalquera une longueur supérieure à 15 millimètres. dans le deuxième cas, on défalquera une longueur inférieure à 15 millimètres.

3° *L'inclinaison du pubis.* — Suivant que le pubis sera incliné en avant ou en arrière, on notera des variations de longueur du promonto-pubien minimum.

Pour un pubis très incliné en avant par son bord supérieur, le promonto-pubien augmente de longueur, le sous-pubien, diminue ; si le pubis s'incline en avant par son bord inférieur, le sacro sous-pubien augmente alors que le sacro-pubien diminue.

4° *Présence d'un bourrelet rétro-symphysien.* — Le bourrelet jouera aussi un grand rôle dans l'appréciation du diamètre utile.

L'accoucheur ne devra pas seulement apprécier la distance qui sépare le promontoire du bord inférieur de la symphyse, il devra donc tenir également un grand compte des quatre facteurs que nous venons d'énumérer

Une autre cause d'erreur est la présence fréquente de faux promontoires sur les première et deuxième vertèbres sacrées. Un examen minutieux mettra le clinicien à l'abri de cette erreur. Il cherchera donc, après avoir atteint le promontoire, la présence à droite et à gauche des ailerons du sacrum.

Dans le cas où il existerait sur le sacrum de faux promontoires, l'examen fait, dès deux côtés du promontoire indiquerait l'absence d'ailerons et la présence des trous sacrés au niveau desquels le toucher est particulièrement douloureux.

1° *Détroit supérieur. Conformation des bassins aplatis et généralement rétrécis.* — Ce qui caractérise ce bassin, c'est que, à côté de la petitesse du diamètre antéro-postérieur, il y a la facilité avec laquelle on peut toucher les parois du bassin dans une grande étendue, et faire le tour du détroit supérieur. En parcourant avec la pulpe digitale la région postérieure du bassin à droite et à gauche du promontoire, on atteint facilement les sinus sacro-iliaques, alors que dans un bassin plat si l'on atteint sans trop de peine le promontoire, le doigt ne perçoit facilement que la moitié antérieure du bassin.

Dans le bassin généralement rétréci tout comme dans l'aplati généralement rétréci, le doigt fait facilement le tour du détroit supérieur, mais le promontoire est en général moins saillant, les sinus sacro-iliaques sont de profondeur plus faible.

2° *Excavation.* — Toutefois, si nous venons de caractériser par sa forme le bassin aplati et généralement rétréci, nous ne devrons pas nous en tenir à la seule exploration interne du détroit supérieur; nous examinerons la forme du sacrum, nous tâcherons de nous rendre compte si la concavité est diminuée, si le sacrum a pris la forme droite, si au contraire cette concavité est augmentée et si, par suite, le coccyx est rapproché du bord inférieur de la symphyse pubienne. Ces éléments pourront jouer un rôle, car le bassin aplati et généralement rétréci n'est pas seulement déformé, au détroit supérieur, il peut aussi par sa nature rachitique être vicié à la fois et dans l'excavation et au détroit inférieur ; ce qui, à la difficulté de l'engagement, viendra ajouter celles de la descente et du dégagement.

3° *Arc antérieur.* — Nous allons étudier maintenant l'arc antérieur dans les bassins aplatis et généralement rétrécis.

Nous avons déjà vu quelle était l'utilité de l'arc antérieur pour l'appréciation du transverse médian sur le bassin sec, nous appliquerons ces études à la clinique et nous considérerons l'évaluation de l'arc antérieur comme le seul moyen pratique pour apprécier la longueur du transverse médian.

Exploration clinique. — Nous ne saurions mieux faire que de reproduire ce que dit Izaac dans sa thèse[1] : « La femme, dit-il, est placée en position obstétricale afin que sans tourner autour du lit, l'observateur puisse toucher successivement des deux mains. L'index et le médius de la main droite, par exemple, sont introduits dans le vagin ; leur pulpe vient prendre contact avec la face postérieure de la symphyse pubienne qu'elle explore d'abord.

« Sur la ligne médiane les doigts perçoivent un petit cordon résistant, cylindrique, se dirigeant à peu près verticalement derrière la symphyse et d'ailleurs assez mince pour ne gêner en rien l'exploration de la face postérieure de la symphyse, c'est l'urètre.

« Le doigt quittant ensuite la ligne médiane parcourt de droite à gauche, puis de gauche à droite, les branches horizontales du pubis : il y a là une surface à peu près plane dont le doigt apprécie l'étendue. Puis, quit-

[1] Izaac, thèse de Lyon, *loco citato*.

tant la région moyenne de l'arc antérieur, les deux doigts explorent la ligne innominée aussi loin qu'ils peuvent atteindre. Ils apprécient le refoulement de cette ligne dans l'intérieur du bassin, plus ou moins marqué selon la forme du détroit supérieur. En un mot, ils se rendent compte de la courbure de l'arc antérieur qui peut être redressé jusqu'à la rectitude.

« Lorsque les deux doigts de la main droite se sont rendu un compte exact de la moitié gauche de l'arc antérieur, l'index et le médius de la main gauche répètent la même exploration pour la moitié droite. Les deux mains se remplacent sans temps d'arrêt, afin que, de la comparaison des sensations fraîchement recueillies par chaque main, la notion de symétrie ou d'asymétrie s'impose à l'observateur.

« Telle est cette exploration dont le manuel opératoire est très simple, l'exécution facile ; Seule la déduction à en tirer, pour être exacte, exige une longue expérience. Il faut habituer le doigt à la sensation que donne l'arc antérieur normal, se familiariser avec sa courbure, sa légère projection sur les côtés au voisinage du transverse médian. C'est là le terme de comparaison essentiel à acquérir qui permettra de reconnaître l'arc antérieur de faible courbure — et de conclure transverse médian augmenté — lorsque le doigt parcourra la longue surface presque plane, la courbure régulière sans projection du bassin aplati ; et, au contraire, permettra d'affirmer un arc antérieur de forte courbure — et de conclure transverse médian diminué — lorsque le doigt parcourt une ligne innominée qui projette le doigt très près de la symphyse vers l'intérieur du bassin dans une direction presque antéro-postérieure. Si le doigt est habitué à la courbure de l'arc antérieur normal, ce qui est possible à tout stagiaire d'accouchements ; le jour où il se trouvera en contact avec un arc antérieur de bassin rétréci, il saura le reconnaître. »

Nous avons dit que l'arc antérieur du bassin aplati et généralement rétréci avait un rayon d'environ 5 cm. 8 ; que dans certains cas il était inférieur, dans d'autres cas supérieur à ce chiffre, mais qu'il s'écartait peu de de cette moyenne, alors que dans les aplatis il est de 7 centimètres et de 5 cm. 5 dans les généralement rétrécis. L'accoucheur devra donc chercher à faire le tour du détroit supérieur, habituer son doigt à la sensation que la courbure est plus ou moins prononcée dans tel ou tel bassin qu'il examine. Il ajoutera à cela la mensuration de promonto-pubien minimum.

Mais il y a là pour l'accoucheur la nécessité d'une étude clinique approfondie, la notion bien nette de ce qu'est le contour de l'arc antérieur dans un bassin normal qui servira de terme de comparaison dans toutes les explorations d'arcs antérieurs viciés.

Etudions par comparaison la sensation fournie par les divers arcs antérieurs.

« Le doigt qui suit la courbure de l'arc antérieur du bassin aplati a la sensation d'une courbure très faible, devenant presque rectiligne en avant. Aussi loin que le doigt pourra pénétrer le long de l'arc, il aura la même sensation, la même courbure sans un ressaut, sans aucune modification de sa direction, la continuité des perceptions est parfaite. L'arc antérieur du bassin normal fournit en avant la même sensation que l'arc antérieur du bassin aplati, mais seulement sur une longueur de 4 à 7 centimètres.

« A mesure que le doigt se rapproche des extrémités du diamètre transverse, il éprouvera une modification légère dans sa direction, il sentira une exagération de la courbure, faible, je veux bien; il faudra une habitude clinique assez longue pour percevoir des changements de courbure aussi peu accentués. Toutefois, ce changement de direction, cette discontinuité des sensations recueillies en avant et latéralement à mesure qu'on se rapproche du transverse médian sont perceptibles au doigt exercé. «

L'arc antérieur de généralement rétréci fournira au doigt la sensation d'une courbure incomparablement plus forte que celle des deux arcs précédents. Le doigt parcourt derrière la symphyse une très courte étendue, presque plane et aborde ensuite une surface de courbure exagérée : quelle différence avec la sensation fournie par l'arc antérieur du bassin aplati. Ce dernier dirige le doigt dans une direction presque transversale en avant; l'arc de généralement rétréci le conduit presque d'avant en arrière. »

« L'arc antérieur d'aplati et généralement rétréci fournit à peu près la même sensation que l'arc du bassin généralement rétréci; en avant, très courte surface presque plane, et projection brusque vers l'intérieur du bassin de la branche horizontale du pubis. »

Il y a donc une différence bien nette entre le bassin aplati d'une part et, d'autre part, l'aplati généralement rétréci et le généralement rétréci. D'un côté, courbe peu accentuée, presque plane, de l'autre courbure très prononcée projetant le doigt vers l'intérieur du bassin.

Grâce à cette méthode, on peut établir un diagnostic non seulement entre un bassin aplati ou un bassin normal d'une part et, d'autre part, un généralement rétréci ou un aplati et généralement rétréci, mais encore entre ces deux dernières classes de bassins.

Ce sera par la double notion d'arc antérieur à forte courbure, et de rétrécissement considérable du diamètre antéro-postérieur que l'on pourra affirmer l'existence d'un aplati et généralement rétréci.

Nous avons, en effet, établi la différence qui existe entre le promonto-pubien minimum dans les aplatis et généralement rétrécis et dans les généralement rétrécis, et nous avons trouvé que, pour la plupart des cas, dans les aplatis et généralement rétrécis, ce diamètre est rarement supérieur à 9 centimètres, alors que dans les généralement rétrécis il est rarement inférieur à 9 centimètres.

Nous avons vu dans le deuxième chapitre de cet ouvrage qu'il existait une proportionnalité entre le rayon de courbure de l'arc antérieur et le diamètre transverse médian. Nous avons dit aussi que, seul, ce diamètre était utilisable dans les aplatis et généralement rétrécis et qu'il entrait dans la catégorie des diamètres du bassin que Fochier appelait « diamètres obstétricaux. »

A peu de chose près, ce transverse médian égale environ deux fois la longueur du rayon de courbure. Si donc on peut établir le rapport qu'il y a entre les deux longueurs on pourra, connaissant la valeur approximative de l'arc antérieur, dire qu'elle sera la longueur utilisable du bassin pour le passage de la tête en position transversale.

Izaac, en comparant ces deux longueurs sur les différentes formes de bassins, a établi que, dans la plupart des cas, à une discordance de 3 centimètres près, le rayon de courbure de l'arc antérieur augmente proportionnellement à la valeur du transverse.

Pour cela, il établit une courbe de la façon suivante: les rayons de courbure étant portés en ordonnées et les transverses médians en abcisses, on obtient une courbe qui permet, étant donné un rayon de courbure de bassin, de trouver le transverse médian qui lui correspond, et inversement.

Evidemment on ne sera pas en droit d'exiger de ce procédé une exactitude rigoureuse, car on ne peut évaluer la longueur de rayon d'une circonférence dont le centre est inconnu. Mais, par l'habitude, le clinicien arrivera facilement à dire que l'arc antérieur qu'il vient d'explorer correspond à un rayon de courbure de 5, 6 à 7 centimètres; il lui sera facile d'apprécier ainsi la valeur du transverse médian, valeur approximative nous voulons bien l'accorder, mais qui ne présentera pas une grande variation pour un doigt bien exercé.

Radiographie métrique. — Pour vérifier les résultats obtenus par l'examen clinique des bassins aplatis et généralement rétrécis, M. le Professeur Fabre, convaincu que la connaissance aussi exacte que possible des dimensions du détroit supérieur permet des déductions thérapeutiques importantes, se sert de la radiographie métrique et obtient des résultats qu'il faut signaler, quoiqu'en ait dit M. Bué[1], dans son article de la *Presse médicale* où il s'exprime ainsi : « La radiographie métrique ne donne aucune espèce de résultats. »

Tout d'abord, l'évaluation des dimensions du détroit supérieur semble assez facile, mais si l'on compare sur une radiographie de bassin les dimensions, sur la plaque et sur le bassin, on trouve une différence très sensible pour certaines parties du bassin.

Les images qui sont reproduites sur la plaque sont, en effet, déformées par la direction divergente des rayons cathodiques; autrement dit, les images produites sur la plaque sont plus grandes que les objets que l'on a voulu reproduire. Ces déformations[2] sont soumises à des variations qui tiennent aux positions réciproques de l'ampoule, du détroit supérieur et de la plaque photographique; et même, en prenant de grandes précautions, on n'est jamais sûr de se placer toujours dans les mêmes conditions : l'orientation du plan du détroit supérieur est variable chez la femme normale et présente des modifications très grandes dans les différents cas de viciations pelviennes.

De plus, le plan du détroit supérieur est oblique par rapport à la surface sensible aux rayons, et il s'ensuit que les différents points de la courbe subissent des déformations dont l'importance varie avec la distance qui sépare ces points de la plaque photographique : les

[1] Bué, *Presse médicale*, 1905.

[2] Communication à la Société d'obstétrique de Paris, 1900.

régions voisines de la plaque sont peu déformées, les régions éloignées sont très agrandies.

La radiographie métrique, qui a pour but de corriger ces déformations, consiste à radiographier avec le bassin un cadre formé par des règles métalliques graduées avec des dents d'une longueur de 1 centimètre. Ce cadre, placé dans le même plan que le détroit supérieur, subira les mêmes déformations que les régions du bassin.

Dès lors, on n'aura plus sur l'épreuve radiographique qu'à réunir par des lignes les dents horizontales entre elles, les dents verticales entre elles. Par la mise au carreau on obtient une image redressée et corrigée du détroit supérieur.

1° *Description du cadre.* — Il est composé de 4 règles métalliques constituant un rectangle de 32 centimètres de longueur sur 16 de largeur. Trois sont fixes, la quatrième est mobile, de façon à pouvoir placer le cadre autour du tronc de la femme.

2° *Position sur le dos; manuel opératoire.* — La malade étant placée dans le décubitus dorsal, la règle postérieure est placée de façon à correspondre aux epines iliaques postéro-supérieures. La règle antérieure sera placée à 1 centimètres audessous du bord supérieur de la symphyse. A chaque extrémité de la règle antérieure se trouvent deux tiges glissants en coulisse dans des rainures placées sur les règles latérales. Ce cadre fait, avec le châssis un angle de 45 degrés. Ceci fait on place le tube à 50 centimètres de la plaque dans le plan médian du corps de façon à ce que le rayon d'incidence normale tombe du côté des pieds de la malade à 10 centimètres au-dessus de la règle pubienne.

On trace ainsi que nous l'avons fait sur nos épreuves des traits sur le cliché obtenu. Ces traits joignant les dents verticales entre elles, les dentshorizontales entre elles; puis on reporte les longueurs des diamètres et le contour du bassin sur une feuille de papier quadrillé divisé en centimètres et en millimètres. On fait ainsi ce qu'on appelle « la mise au carreau ».

On peut alors constater par cette mise au carreau la forme exacte du détroit supérieur ; mesurer les diamètres transverses et l'antéro-postérieur, s'assurer qu'on a bien affaire à un bassin aplati et généralement rétréci.

La façon précédente de procéder donne des résultats assez bons au point de vue de l'arc antérieur, mais ne permet pas de voir le promontoire. Celui-ci, en effet, est projeté par les rayons avec la face postérieure du sacrum et il est très difficile sur l'épreuve de le distinguer d'une façon précise. C'est pour obvier à cet inconvénient que M. le professeur Fabre a proposé et défendu la position sur le ventre en radiographie obstétricale. Ce procédé des plus ingénieux permet de voir avec une très grande netteté le promontoire dont on distingue souventtrès bienles limites d'une façon exacte. L'arc antérieur se voit très bien aussi dans cette position, il est même moins déformé que dans les radiographies prises par le procédé précédent; il est en effet plus près de la plaque sur laquelle il repose. Actuellement, à la clinique obstétricale les radiographies sont prises presque exclusivement dans cette position.

3° *Radiographie dans la position sur le ventre.* — En dehors de la grossesse, la position sur le ventre est

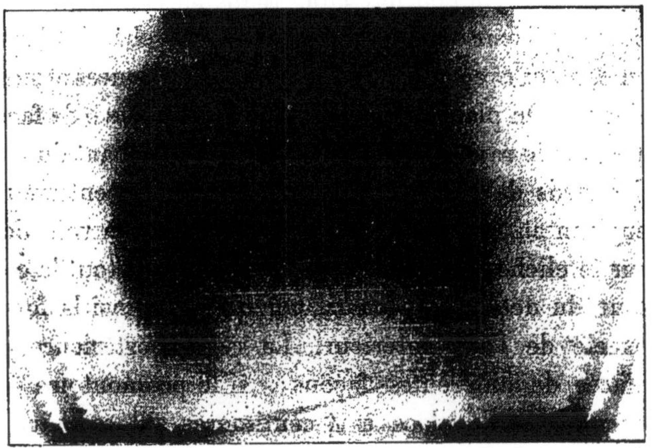

FIG. 3.

Mise au carreau du bassin aplati généralement rétréci dont la radiographie est reproduite ci-dessus.

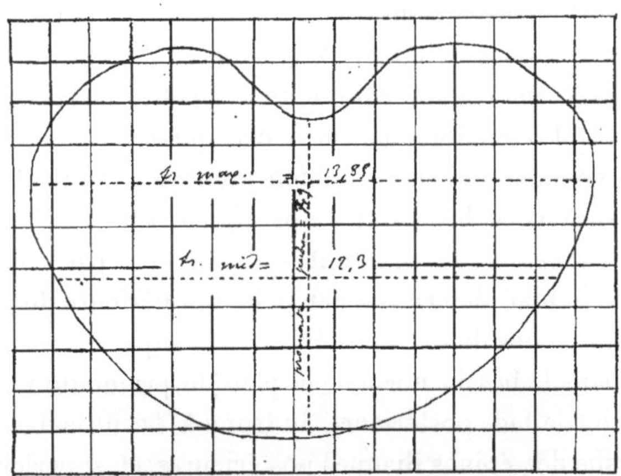

FIG. 4.

Dimensions : 1° transverse maximum = 13,85
2° transverse médian = 12,30
3° promoto-pubien = 7 cm, 90

préférable. On met alors une règle en contact avec le bord supérieur du pubis appliqué sur les châssis, l'autre en contact avec les épines iliaques postérieures et supérieures. On place alors le tube en sens inverse, de façon à ce que le rayon d'incidence normale tombant du côté des pieds de la malade, le tube soit à 20 centimètres environ en arrière de la règle inférieure. On voit alors sur le cliché se dessiner le promontoire et tout le contour du détroit supérieur. On obtient ainsi la forme exacte de l'arc antérieur. La règle postérieure est placée de différentes façons : si le promontoire est normal, on la place à 4 centimères s'il est haut, à 5 centimètres ; s'il est bas, à 3 centimètres.

Grâce aux règles graduées et à la mise au carreau, on peut apprécier la longueur des différents diamètres et indiquer par là la forme du rétrécissement.

Nous reproduisons à la page précédente la radiographie d'un bassin (Obs. XXII) et au-dessous la mise au carreau, chaque côté d'un des petits carrés correspondant à une longueur de 1 centimètre.

Cependant le sacro-pubien minimum ne peut être mesuré avec beaucoup de précision. En effet, l'erreur tient à ce que le promonto-pubien n'est pas compris dans le plan déterminé par la face supérieure du pubis et les épines iliaques postérieures et supérieures.

Dans le bassin normal, le plan du promonto-pubien atteint la face postérieure du tronc à 4 centimètres au-dessus des épines iliaques postérieures et supérieures.

Lorsque par l'exploration interne on trouve le promontoire bas, il n'en est plus de même, nous venons de le voir.

Lorsque, au contraire, le promontoire est élevé, le plan du promonto-pubien coupe la face postérieure du sacrum à 5 centimètres des épines iliaques postéro-supérieures.

Malheureusement ce procédé n'est pas à la portée de tous les cliniciens ; mais dans les cas douteux où l'exploration interne est pour une raison quelconque rendue difficile, il rend d'excellents services. D'ailleurs, la radiographie de bassin secs a pu permettre, par comparaison, d'établir la justesse de ce procédé.

Moyens rétrospectifs pour le diagnostic des bassins aplatis et généralement rétrécis. — Jusqu'à présent nous avons considéré dans notre étude diagnostique que des malades primipares, chez lesquelles nous avons dû employer tous les moyens plus ou moins précis dont dispose la clinique pour reconnaître tel ou tel rétrécissement du bassin.

Mais si, par contre, nous avons affaire à une femme qui a déjà eu un ou plusieurs enfants, nous pourrons grâce aux anamnestiques relatifs aux accouchements antérieurs, à leur mécanisme, savoir à quel genre de rétrécissement de bassin nous avons affaire. Dès lors pendant le cours de la grossesse, nous pourrons prévoir quelle thérapeutique nous aurons à employer et, grâce à ce moyen, intervenir à temps si la dystocie rend impossible tout accouchement à terme.

Ce mode de diagnostie peut être utilisé pendant le travail, le toucher permettant de constater que l'engagement se fait en position transversale fléchie, que l'occiput s'abaisse peu à peu vers le centre du bassin ; si la dystocie n'est pas trop redoutable, il n'y aura évidemment pas trop grand mal; mais avec une angustie accentuée, la constatation de l'accoucheur sera purement platonique et il sera souvent réduit à une intervention pour sauvegarder l'existence de la mère.

Evaluation du volume de la tête fœtale. — Si le rétrécissement est un facteur important dans le mécanisme de l'accouchement, il ne faut pas négliger de tenir compte du volume de la tête fœtale. Chez les primipares le poids du fœtus n'est jamais en moyenne bien supérieur à 3125 grammes, il n'en est pas de même pour les multipares chez lesquelles le poids total augmente avec chaque nouvelle grossesse.

Si donc le poids augmente, les dimensions de l'ovoïde fœtal qui en sont fonctions augmenteront elles aussi. Dans ce cas-là, tout bassin ne présentant qu'un léger rétrécissement et laissant passer sans trop de difficultés la tête d'un enfant de 3 kg. 125, pourra causer à la troisième ou à la quatrième grossesse une gêne considérable de l'engagement.

Aussi croyons-nous de toute nécessité d'ajouter aux procédés de diagnostic du bassin aplati et généralement rétréci ceux qui ont pour but de mesurer les dimensions de l'ovoïde céphalique.

Différents procédés : Ce sont : 1° *le procédé de Paul Dubois.* — Ce dernier employait un procédé un peu empirique qui consistait à évaluer les dimensions de la tête fœtale de la façon suivante. Pour lui, le bipariétal, qui est le plus grand diamètre transversal de la tête était, égal à six mois de grossesse à 6 centimètres, à sept mois à 7 centimètres, à huit mois à 8 centimètres, à neuf mois à 9 cm. 5,

Si cette évaluation approximative n'a pas manqué d'être critiquée, elle pourra rendre de grands services dans certains cas; car à peu de choses près, la plupart des auteurs sont d'avis que ces dimensions se rapprochent assez de la moyenne.

2° *Palper mensurateur de Pinard.* — On procède de la façon suivante : « L'accoucheur [1] cherche à se rendre compte de l'attitude du fœtus et cherche quelle est la situation de la tête par rapport au bassin ; si la tête est bien appliquée, il suffit de la maintenir avec une main, en l'appuyant aussi fortement que possible contre l'angle sacro-vertébral ; les doigts de l'autre main, en rasant les branches horizontales du pubis ou plutôt la partie supérieure de la symphyse pubienne recherchent si la tête ne fait point saillie en avant du bord postérieur de la symphyse. Les pressions modérées exercées avec la main sur la tête fœtale permettent, jusqu'à un certain point, d'apprécier son degré de réductibilité. Lorsque la tête est élevée, il faut d'abord l'abaisser, et ce n'est point là un des temps les plus faciles de l'exploration. Ce n'est que lorsqu'elle est bien abaissée qu'on peut se rendre compte des rapports qui existent entre son volume et les dimensions du bassin. Le palper mensurateur donne d'assez bons résultats lorsqu'il est pratiqué avec méthode et lorsqu'on en a l'habitude ; on peut savoir si l'obstacle à l'engagement n'est pas osseux, mais constitué par la présence du placenta qui vient retirer l'air du détroit supérieur, etc.

Mais le palper mensurateur ne peut donner des ren-

[1] Ribemont cité par Demelin.

seignements utiles que sur l'étendue de l'aire du détroit supérieur et non pas sur les dimensions de l'excavation; ajoutons les causes d'erreur provenant de la présence du placenta, de la situation de l'utérus, etc. »

3° *Fœtométrie céphalique.* — Un autre procédé, celui de Perret, consiste à mesurer à travers la paroi abdominale, avec un instrument appelé céphalomètre, les dimensions de la tête fœtale.

Le diamètre mesuré est le diamètre occipito-frontal.

On se sert pour cela du céphalomètre de Perret. Après s'être assuré de la situation de la tête, on applique les boutons du céphalomètre : l'un sur l'occiput, l'autre sur le front; on peut alors se reporter au chiffre indiqué sur la règle graduée qui est fixée sur les autres extrémités des branches de l'instrument, l'une étant fixe, l'autre servant de curseur. Puis, faisant un pli à la peau, on apprécie l'épaisseur de la paroi abdominale que l'on retranche à la dimension obtenue. Perret conseille pour obtenir la longueur du diamètre bi-pariétal de retrancher 25 millimètres à l'occipito-frontal. En principe, cela est vrai, mais dans la pratique ce rapport entre le bi-pariétal et l'occipito-frontal n'est pas toujours constant.

Néanmoins, si la fœtométrie céphalique de Perret ne répond pas à tous les desiderata, elle peut rendre des services par une évaluation assez approximative des dimensions de l'ovoïde céphalique.

Nous résumerons cette étude clinique en disant que :

1° *L'examen clinique du bassin* qui a pour but de diagnostiquer un bassin aplati généralement rétréci, porte sur la mensuration du promoto-sous-pubien qui permet d'arriver à l'évaluation du promonto-pubien minimum et sur l'évaluation de courbure de l'arc antérieur qui permet d'apprécier la diminution du transverse médian. Dans le bassin aplati, en effet, le promonto-pubien minimum est diminué, mais l'arc antérieur est à grand rayon.

Dans le bassin généralement rétréci, le promonto-pubien minimum est moins diminué et l'arc antérieur est à court rayon,

2° A côté des dimensions du bassin, il y a les dimensions de la tête, variables suivant la pluriparité ; quil y à donc à tenir compte du volume de la tête fœtale, lorsqu'on étudie la possibilité d'un engagement à travers le détroit supérieur,

---

CHAPITRE V

DE L'INFLUENCE DU BASSIN APLATI ET GÉNÉRALEMENT RÉTRÉCI SUR L'ACCOUCHEMENT EN GÉNÉRAL

Nous étudierons l'influence du bassin aplati et généralement rétréci en particulier, et du bassin rétréci en général sur l'évolution de la grossesse. Nous étudierons le rôle joué par tout bassin rétréci sur certains phénomènes du travail et chez lesquels les modifications sont à peu près les mêmes pour les divers rétrécissements du bassin. Enfin, nous étudierons le mécanisme tout particulier que le bassin aplati et généralement rétréci imprime au passage de la tête, au moment où elle franchit le détroit supérieur. Nous ajouterons à cela l'étude des déformations que subit la tête fœtale au moment de son passage.

1° Influence des bassins rétrécis en général sur l'évolution de la grossesse. — a) *Variations de forme et de situation de l'utérus* : Les rétrécissements du bassin peuvent se traduire pendant la grossesse par des modifications portant sur l'utérus.

Ce dernier peut être modifié et dans sa position et dans sa forme.

Etant donnée la petitesse de l'excavation, l'utérus

tend à pénétrer dans la cavité abdominale à une époque plus précoce que dans le bassin normal. Voici ce qui se passe dans les premiers mois de la grossesse.

Dans les derniers mois de la grossesse, sous l'influence d'un rétrécissement du bassin, par suite de la hauteur de la présentation qui a de la peine à s'engager, l'utérus est en général plus élevé dans les bassins rétrécis que dans les bassins normaux.

Quelquefois, cependant, et c'est là une constatation notée par certains auteurs, le segment inférieur est formé et facilement perceptible par le toucher dans l'excavation, mais il est vide et ne renferme ni le sommet ni le siège du fœtus.

Une conséquence toute naturelle de cette élévation de l'utérus dans les rétrécissements du bassin, c'est l'excès de *mobilité utérine* dans la cavité abdominale. C'est là une opinion exprimée par Michaelis et admise par la plupart des auteurs. Tandis qu'on trouve cette mobilité dans les bassins rétrécis, on la rencontre rarement dans les bassins larges. Il y a, dit Litzmann[1], d'autres facteurs à considérer. Il ne faut pas incriminer seulement la position élevée. Ce sont : le degré variable de la tension des attaches de l'utérus, la résistance plus ou moins considérable des parties environnantes qui dépend de la grandeur initiale de la cavité abdominale, de la souplesse de ses parois et de l'extension de l'utérus et du degré de plénitude et de gonflement des intestins. Si l'utérus présente une mobilité excessive à l'intérieur de la cavité abdominale il semble naturel,

[1] Litzmann, trad. Fochier.

pour peu que les parois de l'abdomen se laissent facilement distendre, qu'il se produira une antéversion utérine constituant le ventre en besace « venter propendens ». Le ventre se porte alors en avant et en bas, l'utérus fait une sorte d'antéflexion formant une concavité antérieure prononcée.

Pour se rendre compte de cette déformation, on met la femme dans la position verticale. On note alors que le ventre tombe plus ou moins au-devant des pubis.

Nous avons dit que cette déformation était due le plus souvent en dehors de la cause principale, à une cause secondaire telle que la laxité et la faiblesse de la paroi musculaire de l'abdomen. Nous constatons aussi que, chez les multipares, cette déformation est beaucoup plus prononcée. Mais, en général, même chez ces multipares, si le bassin est normal, cette projection du ventre en avant est assez peu accentuée.

A côté de cette antéflexion du globe utérin, on signale encore « la forme large », c'est-à-dire que le corps utérin, au lieu d'avoir une forme elliptique dans le sens vertical, prend une forme elliptique dans le sens transversal ; cela s'explique par le fait que la tête s'offrant tout d'abord en sommet, au détroit supérieur, ne s'engage pas ou s'engage mal dans les bassins rétrécis et tend à substituer à une présentation du sommet une présentation transversale.

b) *Variations de position du fœtus.* — A côté des variations de position et de forme que subit l'ovoïde utérin dans les rétrécissements du bassin, il y a les variations de présentation et de position que subit le fœtus. Et cette constatation n'est pas de date récente,

Mauriceau l'avait remarquée mais en avait donné une interprétation erronée ; pour lui, ce n'était pas l'angustie pelvienne, mais au contraire la petitesse et le rétrécissement de l'espace abdominal qui en était cause « ne laissant pas, disait-il, au fœtus la liberté de mouvement nécessaire ».

Michaelis a noté la fréquence de la présentation du siège dans les rétrécissements du bassin. Litzmann, d'après ses observations, confirme les données de Michaelis.

Le fœtus étant en effet moins stable, plus mobile, l'utérus étant lui-même plus élevé, plus sujet lui aussi à la mobilité, on s'explique pourquoi bien souvent dans les rétrécissements du bassin on note alternativement, à plusieurs jours d'intervalle, une présentation du sommet puis une présentation du siège.

En effet, si l'on examine dans la deuxième moitié du huitième mois une primipare à bassin rétréci, on constate par le palper que la tête est mobile au-dessus du détroit supérieur au toucher, elle n'est pas descendue dans l'excavation, mais reste mobilisable, le segment inférieur est à peine constitué : c'est donc que l'engagement se fait mal et ne peut se faire qu'au moment du travail sous l'influence des contractions énergiques de l'utérus permettant à la tête de se modeler lentement pour franchir le détroit supérieur.

Si maintenant par le palper de l'épaule on compare la hauteur de la tête dans les aplatis et généralement rétrécis, on note que dans le cours de la grossesse la tête descend assez profondément dans le bassin, mais que plus tard à mesure que cette tête augmente de volume, elle reste plus élevée, l'épaule étant par rapport à la première position plus rapprochée de l'ombilic. Si l'on établissait une courbe des différentes hauteurs de l'épaule dans les aplatis et généralement rétrécis, on noterait tout d'abord une descente plus ou moins lente, puis un ressaut de cette courbe.

Alors que dans les bassins normaux, la descente se fait chez des multipares ou chez les primipares à des périodes différentes, mais toujours d'une façon progressive sans ressaut de la courbe.

2° **Influence des rétrecissements du bassin sur le mécanisme du travail.** — Les rétrécissements produisent des difficultés qui se traduisent sous différentes formes.

a) *Durée de l'accouchement.* — Les contractions subissent souvent des modifications dans leur rythme et leur intensité. Quelquefois elles sont très fortes, d'autres fois très faibles.

Dans la majorité des cas, ces douleurs sont faibles et irrégulières. L'accouchement peut alors être prolongé, par suite l'engagement se fait mal et très lentement.

Comme conséquence de la difficulté de l'accommodation, dit Bonnaire, on observe des procidences du cordon. Certains auteurs affirment qu'elles sont quatre à six fois plus fréquentes dans les bassins rétrécis que dans les bassins larges. On note aussi une modification dans l'engagement de la tête fœtale qui reste mobile et élevée, favorisant ainsi les présentations vicieuses. En outre, il n'y a point de contact entre la tête et le bassin, ce qui explique les procidences du cordon.

Nous avons dit plus haut que l'engagement était retardé et l'accouchement prolongé dans les bassins étroits. Il y a évidemment, pour évaluer la durée de l'accouchement, à tenir compte d'un certain nombre de facteurs. D'une façon générale, les périodes de dilatation et d'expulsion sont beaucoup plus longues. Il suffit de lire les observations prises au moment du travail chez des femmes à bassins étroits et de les comparer à celles recueillies sur des femmes à bassins larges pour se rendre compte de la différence.

L'engagement, avons-nous dit déjà, est notablement retardé. Les nombreuses observations recueillies à la clinique obstétricale nous ont permis de constater que, dans un grand nombre de cas, l'engagement chez les primipares à bassins normaux se faisait pendant le dernier mois, alors que, chez les primipares à bassins étroits, ainsi que nous venons de le dire, l'engagement ne se fait jamais ou presque jamais avant la fin du dernier mois. Quant à la durée que met la tête à franchir le détroit supérieur, elle est variable et dépend de l'angustie du bassin, de la grosseur de la tête fœtale, du plus ou moins de force et de régularité de contractions.

b) Modification de la poche des eaux, retard de la dilatation. — De plus, par suite de la position élevée de la tête la dilatation, avons-nous dit, se fait mal « la tête est ordinairement libre au delà de l'orifice interne du col de la matrice et de l'entrée du bassin et, devant elle, le segment inférieur de l'utérus pend vide dans l'excavation ».

La tête non adaptée laisse passer une quantité assez

considérable de liquide amniotique, la poche des eaux se distend de plus en plus, s'allonge dans le canal cervico-utérin, et prendra une forme variable, se rapprochant de la forme cylindrique ; elle est tantôt en forme de « poire », tantôt en « boudin ». On comprend facilement le peu d'action que présente cette poche des eaux sur la dilatation qui se prolonge ainsi démesurément, n'étant pas aidée par la pression que fournit la présentation appliquée directement sur la paroi interne du segment inférieur.

Ce que nous venons d'étudier pour les bassins rétrécis est tout différent pour les bassins larges. La présentation est basse, laisse saillir la poche des eaux sous une forme demi-sphérique, résistante au moment des contractions et aidant puissamment la dilatation du col.

c) Rupture prématurée des membranes. — Dans les bassins rétrécis, la poche des eaux supportant toute la pression, en un point qui correspond à la partie inférieure, cette poche des eaux se rompra facilement et avant que la dilatation ne soit complète.

Nous croyons inutile d'expliquer ici quels sont les inconvénients qui résultent de pareils accidents.

Nous nous contenterons de dire que, dans ces cas-là, si les douleurs sont faibles et que la tête n'appuie pas sur le segment inférieur, la portion du col qui n'est pas encore dilatée peut revenir sur elle-même.

Nous venons d'exposer les notions générales qui ont trait aux changements de forme et de situation de l'utérus ; aux variations de position et de situation du fœtus, aux difficultés qu'il peut avoir à s'engager, mais ces modifications ne sont pas particulières au bassin aplati et généralement rétréci.

Lésions des parties génitales de la mère. — C'est surtout au niveau du détroit supérieur que se produisent les lésions des parties génitales de la mère, car c'est cette région qui est ordinairement la plus rétrécie, la pression semble s'exercer d'une façon uniforme autour du détroit supérieur. Néanmoins, on dirait que dans les aplatis et généralement rétrécis, c'est au niveau du promontoire et des pubis que les lésions sont le plus accentuées.

Ces lésions se traduisent ordinairement par des hémorragies capillaires à l'intérieur des parties molles et surtout du tissu utérin par des stases veineuses au niveau du territoire de la veine hypogastrique, il en résulte une transsudation de sérum, des thromboses du col et du corps utérin et de la partie supérieure du vagin.

Si la pression est continue, il peut se faire dans cette région outre des plaies et des ulcérations plus ou moins profondes, des zones de mortifications causant des pertes de substances à la chute des escharres. Les lésions de la vessie sont aussi très fréquentes.

Lésions du crâne fœtal. — Indépendamment des lésions produites sur les voies génitales de la mère, il existe aussi les lésions produites sur le crâne du fœtus : les unes se retrouvent en général dans tous les bassins rétrécis, les autres sont particulières aux bassins aplatis et généralement rétrécis. Nous verrons, en étudiant le mécanisme dans les bassins aplatis et généralement rétrécis, quelles sont ces lésions et comment elles se constituent.

D'une façon générale, dans les bassins rétrécis on trouve sur la peau du crâne du fœtus des traces indiquant la pression qui s'y est faite. Elles se présentent sous formes d'ecchymoses, de sugillations, parfois même on trouve des zones gangrenées. A côté des lésions cutanées, on retrouve des lésions profondes, ou bien les os chevauchent les uns sur les autres produisant une déformation toute particulière de la tête, ou bien au contraire, on note des dépressions par enfoncement. Michaelis a distingué ces dépressions en deux variétés :

1° Les unes peu profondes à contours mal limités, mais assez étendues ont la forme de rigoles ou de gouttières ;

2° Les autres, mieux délimitées, moins étendues sont plus profondes. Ce sont-là des déformations appelées « déformations en cuillères ».

Plus rarement on trouve des fractures.

Enfin, ce que l'on remarque le plus fréquemment, c'est la présence de bosses séro-sanguines sur le cuir chevelu.

3° **Mécanisme de l'engagement dans les bassins aplatis et généralement rétrécis.** — Ce qui caractérise les bassins aplatis et généralement rétrécis, c'est la diminution de tous les diamètres du bassin, la prédominance de cette diminution au niveau du promonto-pubien, la modification de l'arc antérieur, marquée par le raccourcissement de son rayon.

Nous ajouterons à cela une certaine diminution des diamètres obliques et surtout de la distance qui sépare le promontoire de la surface rétro-cotyloïdienne par suite de la projection en avant de la portion supérieure du sacrum. Voilà ce qui le caractérise au point de vue anatomique. Au point de vue clinique, « c'est, dit Michaelis et, après lui, Litzmann et Fochier, un bassin dans lequel la tête s'engage en position transversale et en attitude de flexion forte. »

Le bassin offre à la tête, lorsqu'elle tend à s'engager, trois diamètres qui varient dans les bassins normaux et pathologiques.

Ce sont :

1° Deux obliques ;

2° Le transverse médian la tête étant en position fléchie ou défléchie.

Etudions la facilité qu'aurait la tête à s'engager dans chacun de ces diamètres. Nous savons que dans les bassins normaux la tête peut s'engager indifféremment suivant l'un ou l'autre des diamètres obliques gauche ou droit et en position de flexion moyenne.

Supposons que, dans un bassin aplati et généralement rétréci, la tête cherche à s'engager en oblique. Par suite de la diminution des diamètres obliques, la tête ne pourra plus se présenter en flexion moyenne, c'est-à-dire suivant son diamètre sous-occipito-frontal qui présente une longueur de 12 centimètres à 12 cm. 5. Elle devra se fléchir de façon à permettre au diamètre oblique inférieur à 12 centimètres de recevoir la tête suivant son diamètre sous-occipito-frontal (11 centimètres à 11 cm. 5), ou bien son diamètre sous-occipito-bregmatique (9 cm. 5). Mais, du fait qu'il se produit une flexion de la tête, le diamètre bi-frontal ou bi-temporal, de faible dimension, sera remplacé par le bi-pariétal qui présente 9 cm. 5. Or, nous avons dit que le diamètre sacro-cotyloïdien était diminué dans les aplatis et généralement rétrécis, du fait de deux facteurs :

1° La projection du promontoire en avant.

2° Le redressement de la région cotyloïdienne.

Ce diamètre sacro-cotyloïdien étant donc diminué d'une façon toute particulière, la tête ne pourra pas s'y engager. Donc, l'engagement en oblique est impossible.

Nous venons de voir que les deux diamètres obliques sont inutilisables pour le passage de la tête dans les bassins aplatis et généralement rétrécis.

Il nous reste un troisième diamètre, le transverse médian.

Supposons donc la tête placée, en position défléchie, le diamètre antéro-postérieur de la tête étant dans le même plan que le transverse médian; L'engagement semble impossible. C'est d'ailleurs ce que nous avons vérifié nous-mêmes sur un bassin aplati, généralement rétréci type, avec une tête de dimensions normales.

Nous constatons, que dans cette position, la tête présente au-devant un promontoire, non pas son diamètre bi-pariétal qui est reporté un peu en dehors, une bosse pariétale, étant tournée du côté du sinus sacro-iliaque, sans l'occuper; l'autre, appliquée contre la branche horizontale du pubis; c'est le bi-temporal qui se présente dans le plan du diamètre antéro-postérieur.

1° Mécanisme de l'accouchement spontané. — Par définition le transverse médian est diminué, inférieur à 12 centimètres, égal quelquefois à 10 centimètres.

Nous constatons, en effet, en examinant la tête dans cette position, qu'elle est retenue, en avant, par la bosse frontale, d'un côté, et la bosse occipitale de l'autre. Elle devra donc faire un mouvement de flexion, de façon à substituer au diamètre son occipito-frontal le sous-occipito-bregmatique. Elle tournera autour de son axe transversal, la petite fontanelle s'abaissant et se rapprochant du centre du bassin ; tandis que la grande fontanelle s'élève ; l'engagement semble alors devoir être facilité par la diminution du diamètre antéro-postérieur de la tête par rapport au diamètre transverse du bassin. Il n'en est rien, en effet ; nous constatons que dans le mouvement de descente de l'occiput, ce n'est plus le bi-temporal qui se trouve au niveau du diamètre promonto-pubien, mais un diamètre plus grand et moins réductible, le bi-pariétal (9 cm. 5). Si donc, le diamètre promonto-pubien est inférieur à 9 centimètres, ce qui est d'ailleurs la règle dans les aplatis et généralement rétrécis, on comprend facilement les difficultés en présence desquelles peut se trouver l'accoucheur quand il voudra obliger cette tête à franchir le détroit supérieur. Aussi la tête reste-t-elle souvent immobilisée, et l'on peut redouter que l'engagement ne se fasse pas. C'est pourquoi, disait Fochier, ce bassin implique un pronostic des plus réservés.

Nous venons de dire que cette tête se fléchit.

A. *Flexion.* — Cette flexion peut-être :

1° Primitive ;

2° Secondaire.

1° *Flexion primitive.* — Dans certains cas, au début du travail, on sent la petite fontanelle basse, au centre du bassin, facilement accessible au doigt, la fontanelle antérieure, au contraire, élevée inaccessible par le toucher, on dit alors que la flexion est primitive.

2° *Flexion secondaire.* — D'autres fois, c'est l'inverse. Le doigt introduit dans les parties génitales, sent, tout d'abord, au début du travail, d'un côté, la petite fontanelle, de l'autre, la grande, toutes les deux à peu près au même niveau; puis, peu à peu, avec la progression des douleurs, la petite fontanelle s'abaisse, se rapproche du centre du bassin, la grande fontanelle s'élève et devient inaccessible au doigt. Il s'est fait alors une flexion secondaire.

Quant à la cause de cette flexion primitive ou secondaire, elle semble résulter de la forme de l'arc antérieur.

Tels sont en général les phénomènes qui se produisent dans un bassin aplati et généralement rétréci, de dimensions moyennes, correspondant à un arc antérieur, plus faible que le bassin normal. Dans ce premier cas, l'arc antérieur est à peu près entièrement occupé au niveau de la symphyse pubienne et des pubis par la bosse pariétale.

Supposons, maintenant, la tête fixée au-dessus du détroit supérieur. Le bi-pariétal est placé suivant le sacro-pubien. Quel mécanisme la tête va-t-elle employer pour passer de la position fixée à la position engagée ?

On constate que la tête passe rarement en synclitisme.

Elle devra s'incliner sur l'un ou l'autre de ses pariétaux.

B. *Inclinaison sur les pariétaux.* — Tous les auteurs

admettent que cette inclinaison a lieu dans les bassins rétrécis. Les uns croient (Naegelé) que c'est par le pariétal antérieur; les autres (Künecke, Tarnier, Pinard, Farabœuf et Varnier), que c'est le pariétal postérieur. Fochier admet que dans les aplatis et généralement rétrécis, c'est le plus souvent au début l'antérieur qui tend à s'engager le premier. C'est la bosse pariétale antérieure qui se présente. La tête s'incline du côté de l'épaule postérieure, la sagittale se rapproche du promontoire. Puis l'inclinaison se fait par le pariétal postérieur après avoir cherché vainement à s'incliner par son pariétal antérieur. Dans ce dernier cas, l'engagement ne se fait qu'avec une très grande difficulté. La bosse pariétale antérieure ne s'accommodant plus à l'arc antérieur reste fixée au-dessus des pubis. Ce n'est qu'à la longue que, sous l'influence de la contraction utérine, la bosse pariétale postérieure se déprime en godet, la bosse pariétale antérieure se laissant déprimer en faisant une gouttière transversale. La tête peut franchir le détroit supérieur; elle passe à frottement large et la région antérieure de la tête se déprime contre l'arc antérieur. Telle est la conception de Litzmann et de Fochier.

C. *Chevauchement.* — Aux dépressions des pariétaux vient ordinairement s'ajouter un certain degré de chevauchement au niveau de la sagittale. Le pariétal postérieur glisse sous l'antérieur et se soulève dans les cas de présentation du pariétal antérieur. C'est l'inverse quand le pariétal postérieur se présente.

2° Difficulté de l'engagement nécessitant une intervention. — On peut se trouver en présence de plusieurs cas :

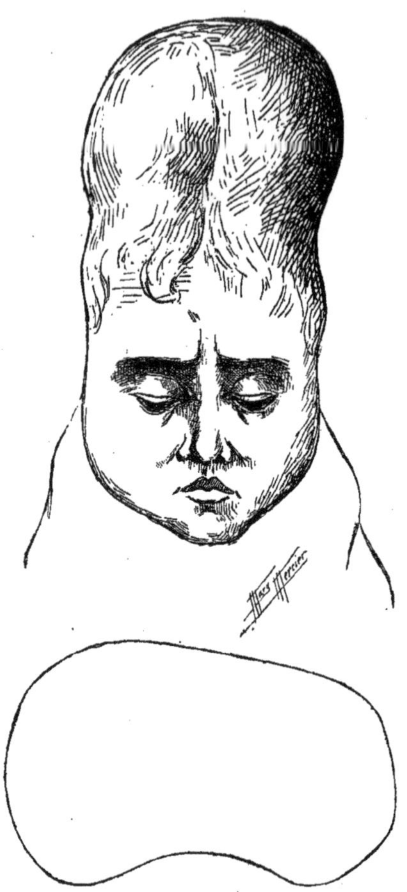

Fig. 5.

Dépression du pariétal causé par l'engagement dans un aplati et généralement rétréci.

1° Les cavités cotyloïdes sont fortement projetées en dedans. L'arc antérieur devient alors angulaire :

2° Le promonto-pubien est inférieur à 7.

L'accouchement spontané paraît impossible et, le plus souvent, on est dans l'obligation d'appliquer un forceps.

1° Dans le premier cas, la tête se mettra encore en transverse. Par suite de la réduction du transverse médian, elle fléchira très fortement de façon à placer son diamètre bipariétal au-devant du promontoire. L'engagement sera alors rendu plus difficile. En effet, le promonto-pubien qui, par définition est beaucoup trop faible pour un aplati généralement rétréci avec arc antérieur ordinaire sera encore diminué par ce fait qu'une partie de l'arc antérieur est inutilisable.

L'arc antérieur étant angmenté de courbure ne s'adaptera plus à la tête dont le rayon est beaucoup plus considérable. Cette tête, même fléchie, ne prendra contact avec l'arc antérieur que sur les côtés du pubis, à une certaine distance de la symphyse pubienne. Ce triangle constituera donc pour l'engagement une aire inutilisable dont la surface variera avec le plus ou moins de redressement des côtés du détroit supérieur.

2° Ce basssin, tout en possédant un arc antérieur de courbure à peu près normal peut, soit par la réduction de son transverse médian, soit par une diminution considérable de son diamètre promonto-pubien, empêcher l'accouchement de se produire spontanément.

C'est ce qui se produit avec un promonto-pubien variant entre 9 et 9 cm. 5.

Mais, le plus fréquemment, ce diamètre est de beaucoup inférieur à 9 centimètres et quelquefois même est au-dessous de 8.

Dépression de la tête. — Dans ce cas-là, l'inclinaison des pariétaux, le chevauchement ne sont pas suffisants, il faut encore une certaine dépression. Cette dépression sera nécessaire pour aider le mécanisme et prendre la forme d'une gouttière, mais comme le pariétal est en général résistant et peu dépressible, cette gouttière s'accompagnera le plus souvent d'une fracture, et c'est surtout au niveau du promontoire que ces fractures sont le plus fréquentes, car tandis que au niveau de l'arc antérieur la dépression du pariétal se fait en masse, au niveau de l'angle sacro-lombaire elle est localisée.

Ces gouttières sont de différentes sortes, elles sont :

1° Circulaires, indiquant qu'il s'est fait une flexion secondaire ;

2° Elles sont linéaires indiquant une flexion primitive ;

3° Enfin, elles sont en godet, indiquant une présentation du pariétal postérieur.

D'autre fois, la tête cherche à éviter le promontoire en passant à peu près suivant le mécanisme qu'emploient les enfants quand ils veulent passer leur tête à travers les barreaux d'une grille. (*Leçons cliniques de M. le Professeur Fabre*, 1903-1904.) Ce mécanisme se traduit alors sur le crâne par une légère dépression en forme de cercle. Il permet à la bosse pariétale d'éviter le promontoire.

Nous donnons à la page précédente une gravure représentant une dépression du pariétal en haricot.

Cet ensemble de déformations de la tête constitue un modelage excessivement complexe.

3° Variations dans le mécanisme de l'engagement. — La tête ne s'engage pas toujours suivant le mécanisme que nous avons décrit plus haut. Il se fait souvent de légères variations. Quelquefois la tête se trouvant placée en position transversale, tourne légèrement de façon à se placer dans une demi-obliquité, gardant néanmoins une position très rapprochée de la position transversale. La bosse pariétale postérieure glisse sur le promontoire et va se placer en regard du sinus sacro-iliaque ; l'antérieure, au contraire, abandonne la symphyse pubienne pour venir se placer en contact avec la branche horizontale du pubis. L'écueil est ainsi évité.

Enfin, à ce déplacement vers les diamètres obliques, nous ajouterons des mouvements d'oscillations, de flexion et de déflexion, des mouvements de rotation plaçant la tête un peu en oblique et la ramenant ensuite en transverse

Ce mécanisme est des plus variables et la raison se trouve dans les différents types de bassins aplatis et généralement rétrécis qui, pour des promonto-pubiens minima et des transverses médians comparables en réduction ont parfois des arcs antérieurs très différents, des degrés de légère asymétrie pelvienne que l'on observe assez fréquemment dans ces bassins [1].

Un autre mécanisme se produit lorsque la tête est mobile et qu'on applique un forceps. Nous l'avons

[1] Plauchu, *Mécanisme de l'engagement dans les bassins normaux et rétrécis*, Lyon, 1904.

observé à la clinique obstétricale et nous en donnons l'observation (voir obs. XXII).

La tête étant en transverse et mobile tourna au moment de l'application du forceps, se plaça en oblique de telle façon que le bipariétal vint se placer suivant l'autre diamètre oblique et le bifrontal suivant un des sacro-cotyloïdiens. Au moment de la descente, le frontal postérieur fut comprimé par le promontoire et il se fit à son niveau une dépression.

4° Déformations de la tête foetale particulières aux bassins aplatis et généralement rétrécis. — En principe, on peut avoir du fait des rétrécissements du promonto-pubien et du transverse médian, non seulement un chevauchement des pariétaux l'un sur l'autre, mais encore un chevauchement du pariétal en avant qui passe sur les frontaux et du pariétal en arrière qui passe sur l'occipital. Mais ce qui est le plus fréquent et le plus net, c'est le chevauchement du pariétal antérieur sur le postérieur.

Un côté du crâne est donc plus relevé que l'autre. En effet, si le pariétal droit passe sous le gauche, le crâne sera augmenté de volume du côté gauche et diminué du côté droit; les mains suivant la surface supérieure du crâne passeront du pariétal gauche sur le droit en éprouvant une sensation de ressaut. On constatera également une asymétrie cranienne très prononcée.

5° Passage de la tête dernière dans les aplatis et généralement rétrécis. — Le passage, comme pour la tête, se présentant première se fera suivant le diamètre transverse médian et avec une flexion forte. Les mêmes difficultés se présenteront à l'accoucheur dans ces cas-là pour faire franchir la tête par le bi-pariétal au niveau du promonto-pubien.

L'accoucheur devra donc placer la tête en position transversale et faire la flexion.

Pourra-t-il se contenter de la manœuvre de Mauriceau ? Il est impossible que l'on puisse par la traction simple sur le maxillaire inférieur produire une flexion forte de la tête.

Dans un bassin rétréci on s'exposera à produire des fractures du maxillaire inférieur, des lésions de l'articulation temporo-maxillaire sans avoir réussi à obtenir une flexion suffisante. Le praticien devra donc compléter la manœuvre de Mauriceau par celle de Champetier de Ribes. Il semble que la combinaison de la traction sur le maxillaire inférieur, avec la pression sur les frontaux, l'occiput étant refoulé contre un des côtés du bassin, permettra mieux la flexion.

Quant à l'engagement, il pourra se faire de la même façon par des inclinaisons latérales, soit sur la bosse pariétale antérieure, soit sur la bosse pariétale postérieure ou encore par des mouvements de rotation autour de l'axe vertical de la tête tendant à l'amener en position d'obliquité très légère permettant ainsi d'éviter la saillie du promontoire, mais le passage présentera de grands inconvénients et la version dans les aplatis et généralement rétrécis doit être considérée très souvent comme difficile.

Pour nous résumer, nous dirons que dans les bassins aplatis et généralement rétrécis, la tête, soit première, soit dernière, ne s'engage qu'en position transversale, très fléchie, la tête s'inclinant par son pariétal postérieur.

Si dans cet engagement, la tête se détourne légèrement du plan transversal, elle ne peut être considérée comme s'engageant en oblique, mais bien en transverse, l'inclinaison sur ce plan étant très faible.

Enfin, nous dirons que suivant le degré plus ou moins considérable de rétrécissements, suivant la plus ou moins grande malléabilité de la tête, on notera différentes lésions de l'ovoïde céphalique qui varieront depuis le simple chevauchement jusqu'à l'enfoncement avec fracture.

CHAPITRE VI

PRONOSTIC DE L'ACCOUCHEMENT DANS LES BASSINS APLATIS ET GÉNÉRALEMENT RÉTRÉCIS

Le pronostic de l'accouchement disait Fochier, doit être très réservé dans cette classe de bassins.

Il doit être non seulement très réservé pour l'enfant, mais encore pour la mère.

1° *Pronostic pour l'enfant.* — Indépendamment des lésions que peut causer au fœtus le passage à travers un rétrécissement considérable du promonto-pubien, lésions que nous avons signalées dans le chapitre précédent, il faut tenir compte de plusieurs facteurs qui font varier la gravité du pronostic pour l'enfant.

Nous tiendrons compte pour cela :

1° Du degré de rétrécissement du bassin ;

2° De la multiparité ;

3° De ce que l'accouchement a lieu à une époque plus ou moins rapprochée du terme.

Variation dépendant du degré de rétrécissement. — Dans certains cas chez une femme à terme, même dans un bassin aplati et généralement rétréci, le pronostic n'est pas très grave, la tête pourra franchir le promontoire, sans éprouver de lésions trop considérables. Le modelage se bornera à un peu de chevauchement, une légère dépression, n'étant susceptible d'entraîner aucune lésion cérébrale chez l'enfant.

Dans d'autres cas, le promontoire étant bas, l'arc antérieur de court rayon, la tête restera fortement fléchie, le bi-pariétal sera irréductible, il se fera une fracture du pariétal et nous aurons alors à redouter chez l'enfant des lésions, soit de compression, soit d'irritation de la substance corticale.

Enfin plus rarement, le promonto-pubien ne permettra pas le passage d'une tête à terme. C'est dans ces cas-là que le pronostic est le plus mauvais pour l'enfant. Tout ceci est pourtant assez variable et dépend de la malléabilité de la tête. Dans certains bassins à 7 cm. 5 de promonto-pubien dans lesquels l'accouchement semblait impossible à terme, cet accouchement s'est fait d'une façon spontanée.

La multiparité joue aussi un grand rôle dans le pronostic de l'accouchement. Telle femme qui a mis au monde lors de sa première grossesse un enfant de 3000 à 3500 grammes mettra au monde à son deuxième, troisième ou quatrième accouchement des enfants de plus de 3500 et même 4000 grammes. On comprend alors que dans un bassin aplati et généralement rétréci, le pronostic deviendra de plus en plus sombre, à mesure que la femme aura plusieurs grossesses.

La distance du terme. — De même si l'accouchement se fait à terme, le pronostic sera plus mauvais que pour un accouchement prématuré. Mais, d'autre part, on comprend aussi à quoi est exposé un enfant venant au monde à sept mois et demi ou à huit mois. La débilité, la faiblesse congénitale, rendent l'enfant plus difficile à élever, mais néanmoins grâce à la couveuse et à l'alimentation surveillée, on peut obtenir de bons résultats.

Ajoutons encore à cela toutes les conditions fâcheuses auxquelles l'enfant est exposé pendant le travail : la durée des contractions, la difficulté de la dilatation, la rupture prématurée de la poche des eaux, la procidence du cordon, les présentations irrégulières, viennent encore assombrir le pronostic pour l'enfant.

Mais il semble que ce pronostic soit tout particulièrement mauvais à cause du mécanisme, nous comparons pour cela l'accouchement dans les autres classes de bassins rétrécis à forme symétrique :

1° Dans les aplatis la tête s'engage en transverse défléchie. Le transverse médian est augmenté, l'arc antérieur est à grand rayon de courbure et peut donc facilement recevoir la courbure latérale de la tête qui se présente au détroit supérieur, suivant son diamètre occipito-frontal. Ce n'est donc plus le bipariétal qui occupe le promonto-pubien, mais le bitemporal, plus faible de 15 millimètres environ et qui présente sur lui l'avantage d'être plus facilement réductible. L'accouchement ne présentera donc pas, dans ces bassins, un pronostic aussi délicat que dans les aplatis et généralement rétrécis.

2° *Dans les généralement rétrécis.* — Par contre dans cette classe de bassins, le pronostic semble plus sombre que dans les aplatis et généralement rétrécis ; si nous admettons avec tous les auteurs, que dans ces bassins l'engagement se fait en oblique fléchie. Les diamètres obliques sont en effet trés réduits. La tête ne peut donc se présenter qu'en oblique, d'autre part les sacros-cotyloïdiens sont réduits et permettent difficilement le passage de la tête; celle-ci étant en oblique, le bipariétal n'est plus en contact, avec le promonto-pubien, mais avec le sacro-cotyloïdien.

Le pronostic est donc en général, plus sombre dans tous les généralement rétrécis que dans les aplatis, plus sombre encore dans les généralement rétrécis que dans les aplatis généralement rétrécis.

Nous donnons ici la statistique de la mortalité infantile dans les aplatis et généralement rétrécis par comparaison avec celle des généralement rétrécis et des aplatis.

Mortalité infantile :

1° Aplatis et généralement rétrécis ; 13 morts (7 basiotriopsies) sur 158 accouchements.

2° Généralement rétrécis ; 12 morts, 1 basiotripsie sur 96 accouchements.

3° Aplatis ; 7 morts sur 242 accouchements.

Pronostic pour la mère. — Dans tous les généralement rétrécis, le pronostic pour la mère est aussi très sombre.

Mais c'est surtout d'après les statistiques dans les aplatis et généralement rétrécis que les traumatismes sont relativement plus fréquents.

Quelquefois le pronostic est rendu plus mauvais par la nécessité d'une intervention.

Dans la basiotripsie, le danger pour la mère doit être considéré comme à peu près nul.

Dans la césarienne et la symphyséotomie, ce danger devient considérable.

Quant aux lésions des parties molles dont nous avons parlé dans le chapitre précédent, elles sont relativement rares et n'entraînent presque jamais de graves complications.

Voici une comparaison du nombre de décès dans les divers rétrécissements du bassin, on constate qu'ils sont de beaucoup plus nombreux dans les aplatis et généralement rétrécis.

1° Aplatis et généralement rétrécis, 4 décès pour 158 accouchements.

2° Dans les généralement rétrécis, 1 décès sur 96 accouchements.

3° Dans les aplatis, 1 décès sur 242 accouchements

CHAPITRE VII

CONDUITE A TENIR DANS LES BASSINS APLATIS ET GÉNÉRALEMENT RÉTRÉCIS

Existe-t-il un traitement particulier aux bassins aplatis et généralement rétrécis ? Ne semble-t-il pas que, dans ces bassins, il y ait des procédés qui doivent dans la thérapeutique être appliqués plutôt que d'autres ?

Un fait domine tout dans les bassins aplatis et généralement rétrécis, c'est la grande difficulté du passage de la tête à travers le détroit supérieur, cette difficulté étant due à la fois à la diminution du promonto-pubien et à la réduction du diamètre transverse médian.

A cette donnée anatomique répond la donnée clinique suivante : la tête pour franchir le détroit supérieur doit être en position transversale et en attitude de flexion forte.

D'autre part, nous avons noté en étudiant le bassin sec les deux différences anatomiques que l'on rencontrait dans les bassins aplatis et généralement rétrécis, au point de vue de la forme de l'arc antérieur.

1° Les bassins à petit rayon de courbure ;

2° Les bassins à grand rayon de courbure.

Deux notions devront être pour l'accoucheur l'objet d'une préoccupation constante : ce sont :

1° La longueur du sacro-pubien.

2° La forme de l'arc antérieur.

L'accoucheur pourra être appelé à donner ses soins à une malade, porteur d'un bassin aplati et généralement rétréci, soit pendant la grossesse, soit pendant le travail.

1° *Pendant la grossesse.* — Dans ce cas-là, l'accoucheur cherchera à évaluer, avec le plus de précision possible, la hauteur du promontoire et la forme de l'arc antérieur.

A. *Supposons le promonto-pubien minimum égal à 9 centimètres.* — Si le promonto-pubien a 9 centimètres de longueur, si le rayon de courbure de l'arc antérieur est égal à 5 cm. 8, par exemple, nul doute que l'accouchement spontané ne soit possible à terme, surtout si la tête présente un certain degré de malléabilité et que l'enfant soit de poids moyen.

Si maintenant, on a avec un promonto-pubien de 9 centimètres un rayon de courbure de l'arc antérieur égal à 5 cm. 4 ou 5 cm. 5, ici encore on pourra espérer, l'accouchement spontané à terme, mais les difficultés seront augmentées.

B. *Supposons le promonto-pubien entre 8 et 9 centimètres.* — Si l'arc antérieur possède un rayon de courbure d'assez grandes dimensions, on peut encore compter sur un accouchement spontané à terme, suivant le mécanisme que nous avons indiqué plus haut.

Si, par contre, l'arc antérieur a un petit rayon de courbure, l'accouchement à terme est impossible et l'on devra pratiquer un accouchement prématuré.

C. *Supposons, le promonto-pubien égal ou inférieur*

à 8 centimètres. — Dans ce cas-là, même avec un arc antérieur, de grand rayon de courbure, on devra faire un accouchement provoqué.

Il semble indiqué de le faire à huit mois. Mais si à la réduction du promonto-pubien à 8 centimètres ou 7 cm. 5, vient s'ajouter une diminution du rayon de courbure de l'arc antérieur à 5 cm. 3, par exemple, l'accouchement prématuré à 8 mois ne sera pas un traitement suffisant ; il faudra intervenir plus tôt et d'autant plus tôt que le rayon sera plus petit. On pourra encore, pour un diamètre promonto-pubien mesurant plus de 7 centimètres, conseiller soit la symphyséotomie soit la césarienne si la mère tient à avoir un enfant à terme, cette première opération n'étant plus possible avec un promonto-pubien, inférieur à 7 centimètres.

D. *Supposons le promonto-pubien égal à 7 centimètres.* — On pourra encore, dans ce cas-là, conseiller un accouchement prématuré à 7 mois avec un arc antérieur de grand rayon.

Avec un arc antérieur de faible rayon, l'accouchement prématuré semble devoir être remplacé par la césarienne, l'enfant venant au monde à 6 mois et demi ou 7 mois, est dans des conditions très défavorables au point de vue de la survie et de son développement.

Voici d'ailleurs quelles sont les proportions des cas de survie, suivant que l'enfant viendra au monde à 6 mois et demi, 7 mois, 8 mois et 8 mois et demi. La survie est évaluée de la façon suivante :

à 10 o/o chez les enfants venus au monde à 6 mois 1/2
à 55 o/o — — à 7 mois
à 85 o/o — — à 8 mois

à 90 o/o chez les enfants venus au monde à 8 mois 1/2
Si cependant la mère consent à laisser aller la grossesse à terme et préfère avoir un enfant qui vienne au monde dans les meilleures conditions, on pourra dans les cas extrêmes attendre le terme et pratiquer alors, suivant les cas, soit une symphyséotomie, soit une césarienne.

2° *Pendant le travail.* — Ici encore nous avons à tenir compte et de la réduction du promonto-pubien minimum et de la diminution du rayon de courbure de l'arc antérieur.

A. *Promoto-pubien à 9 centimètres.*—Nous avons dit que dans les aplatis et généralement rétrécis le promonto-pubien était rarement supérieur à 9 centimètres et le transverse médian égal en moyenne à 11 cm. 5. Dans ce cas-là, la tête pourra passer en flexion forte. L'accouchement pourra alors se produire pour un promonto-pubien de 9 centimètres, avec un arc antérieur à grand rayon; mais il n'en sera pas de même si ce rayon diminue de longueur, de façon à atteindre 5 centimètres. L'engagement sera rendu difficile.

B. *Supposons maintenant le promonto-pubien compris entre 8 et 9 centimètres.* Malgré les difficultés qui semblent résulter du passage d'une tête fortement fléchie à travers un promonto-pubien de 8 ou 8 cm. 5. On pourra encore espérer, si l'arc antérieur est à grand rayon de courbure, un passage de la tête à travers le détroit supérieur, surtout si à un arc antérieur utilisable vient s'ajouter un certain degré de malléabilité de la tête.

Mais il n'en est plus ainsi quand l'arc antérieur augmente sa courbure et devient parfois inutilisable, l'accouchement spontané à 8 ou 8 cm. 5 devient souvent impossible.

Dans ce cas là, l'accoucheur devra intervenir, il pourra faire soit un forceps, soit une version.

Forceps. — Si la tête est engagée, il n'y a pas à choisir, le forceps est le seul mode de traitement. La version est alors impraticable. Le forceps convient d'autant mieux que l'arc antérieur est de faible rayon de courbure et la malade une primipare. Nous emploierons de préférence le forceps de Levret, avec le dispositif indiqué par Fochier (forceps avec lacs Voron, thèse de Lyon 1901). [1]

La meilleure prise conseillée par Fochier était la prise mastoïdo-frontale, une cuiller étant appliquée en arrière sur la mastoïde postérieure, l'autre en avant sur la bosse frontale antérieure. Mais dans le cas de présentation du pariétal postérieur où l'arc antérieur rendait cette application sur la bosse frontale antérieure difficile ou impossible, il faisait une prise irrégulière ; la cuiller postérieure était appliquée contre la bosse frontale postérieure, la cuiller antérieure contre la mastoïde antérieure.

Cette application faite, il exerçait sur les lâcs trois tractions égales chacune à une force de 50 kilogrammes. Cette force était mesurée par un dynamomètre interposé entre les lacs. Si ces trois tractions restaient sans effet, il faisait la basiotripsie.

Les expériences que Fochier avait faites montrèrent que *ces trois tractions de 50 kilogrammes ne présen-*

[1] Voron, *De la traction manuelle par les lacs*, Lyon, 1901.

taient pas d'inconvénients sérieux pour l'enfant. Si elles restaient sans effet, il conseillait la *basiotripsie.*

1° *Forceps avec présentation du pariétal postérieur.* Lorsque le pariétal postérieur se présentait, Fochier conseillait de faire ce qu'il appellait la « manœuvre combinée ». Voici en quoi elle consiste : Pendant que l'aide produit des tractions sur les lacs, l'opérateur saisit le forceps, une main à l'articulation et l'autre à l'extrémité des manches et applique la tête contre le promontoire.

2° *Forceps dans les présentations du pariétal antérieur.* — Dans ce cas-là, la simple traction sur les lacs suffit à faire effectuer l'engagement. L'étude que nous avons faite de l'engagement du pariétal postérieur explique d'ailleurs cette facilité.

Nous venons jusqu'à présent de considérer le cas d'une tête, soit engagée, soit fixée. S'agit-il d'une tête mobile, l'application de forceps sera rendue difficile, la tête sera péniblement maintenue en position transversale, elle aura tendance à se mettre en oblique et, au moment de la traction, si la tête vient occuper le diamètre sacro-cotyloïdien, inutilisable dans les aplatis et généralement rétrécis, il se produira des enfoncements du frontal contre le promontoire.

Version. — Si la tête est mobile et ne semble pas vouloir s'engager, on a peut-être avantage à faire la version. Toutefois la version ne sera susceptible de donner de bons résultat qu'avec un arc antérieur à grand rayon. Car avec un arc antérieur à petit rayon on ne pourra avoir espoir de faire une flexion suffisante sur la tête dernière.

La version exige encore d'autres conditions qui ne

sont pas toujours réalisées. Il faut pour pratiquer la version :

1° Que la poche des eaux ne soit pas rompue, ou depuis peu de temps, sans quoi l'évolution du fœtus serait rendue impossible et ferait courir à la mère de graves dangers.

2° Il faut également que le col soit dilaté ou tout au moins dilatable.

3° Enfin, autre condition qui n'est pas toutefois sans appel, mais dont on peut avoir à tenir compte, c'est que la femme doit être de préférence une multipare.

Supposons un instant que les conditions de l'accouchement aient répondu à tous ces desiderata et que nous ayons pratiqué la version.

La tête se présentera donc dernière. Elle passe, avons-nous dit plus haut, dans ce cas-là, de la même façon que dans les présentations du sommet.

Elle se placera en position transversale, on la fera se fléchir au maximum de façon à ce que le passage de la tête soit possible dans le transverse médian rétréci.

Nous avons alors les mêmes inconvénients que pour la tête première, le bipariétal se plaçant encore dans le plan du promonto-pubien minimum.

De plus, l'accoucheur devra réaliser lui-même ce mécanisme qui consiste dans les présentations du sommet, à engager de l'un des pariétaux. Par des mouvements d'oscillations imprimés au corps du fœtus, mouvements de pompe ou *manœuvre de Prague*. Il cherchera à faire engager l'un après l'autre les pariétaux.

Quant à la flexion de la tête, elle est irréalisable

dans les aplatis et généralement rétrécis par la seule *manœuvre de Mauriceau*. Cette manœuvre, outre les inconvénients que nous lui avons déjà reprochés, laissera la tête dans la position défléchie.

Pour obtenir un degré de flexion suffisant, nous devrons y adjoindre la *manœuvre de Champetier*. On ajoutera alors à la traction sur le maxillaire la pression sur les bosses frontales, tandis que l'occiput sera refoulé contre un des côtés du bassin.

On fera donc, outre les manœuvres de flexion, des mouvements d'inclinaison latérale tendant à faire engager les pariétaux et facilitant à la longue le modelage de la tête ; on fera aussi, si la chose est possible, des mouvements de rotation ayant pour effet de faire contourner à la tête le promontoire et de la placer dans une position qui, sans être oblique, n'est plus mathématiquement transversale. Si ces moyens n'aboutissent pas, on pratiquera la craniotomie sur la tête dernière.

Comme parallèle entre le forceps et la version, nous dirons donc : que *le forceps sera seul indiqué dans le cas où l'arc antérieur a un petit rayon de courbure, la version donnant alors de très mauvais résultats, toutes les fois que la flexion doit être réalisée ; dans les cas au contraire où l'arc antérieur est à grand rayon de courbure, que la femme est une multipare, la version peut donner des résultats thérapeutiques inespérés.*

Enfin, supposons maintenant un promonto-pubien inférieur à 7 cm. 5. Dans ce cas-là, au moment du travail et dans un bassin aplati et généralement rétréci, l'accouchement est impossible. Les deux cas peuvent alors se présenter, ou bien l'on tient à sauvegarder les intérêts de la mère aux détriments de l'enfant, on pratiquera alors la basiotripsie.

Ou bien, au contraire, on voudra sauvegarder à la fois et la vie de la mère et celle de l'enfant, on aura alors recours soit à l'opération césarienne, soit à la symphyséotomie.

Fochier pratiquait de préférence la césarienne. Nous ne nous attarderons pas à discuter les avantages ou les inconvénients de l'une ou de l'autre de ces deux méthodes, nous constaterons simplement que bon nombre d'accoucheurs ont tendance à pratiquer plutôt la césarienne que la symphyséotomie.

Symphyséotomie. — Dans les aplatis et généralement rétrécis par suite de la diminution considérable du promonto-pubien, la symphyséotomie ne présente que fort peu d'avantages.

Elle ne peut se faire au-dessous de 7 centimètres de promonto-pubien et exige un écartement considérable des pubis pour permettre le passage de la tête. Cet écartement est rarement réalisable sans risquer de faire courir un grand danger aux parties molles de la mère.

Cependant si l'arc antérieur est à grand rayon de courbure, diminuant, dans ce cas-là, l'effet de la distension ligamenteuse, on peut obtenir d'assez bons résultats ; mais si l'arc antérieur est à faible rayon de courbure, l'écartement exigé est trop grand et l'opération devient impraticable.

Césarienne. — On préférera donc la césarienne; celle-ci est indiquée de préférence quand la basiotripsie ne diminue pas suffisamment le volume de la tête.

Voici d'ailleurs la statistique comparée des différentes interventions faites pendant douze années à la clinique obstétricale de Lyon.

On a :

Accouchements spontanés	75
— prématurés provoqués .	23
Forceps.	35
Versions	13
M. de Champetier	4
Basiotripsies	7
Symphyséotomies	3
Césariennes	2

En résumé dans les aplatis et généralement rétrécis, le traitement variera suivant que l'arc antérieur sera à grand ou à petit rayon.

1° L'accouchement peut se produire à terme avec un enfant de poids normal, alors que la tête est malléable, alors que le promonto-pubien minimum a des dimensions comprises entre 8 et 9 centimètres.

2° Lorsque l'arc antérieur est à court rayon, les difficultés mécaniques augmentent beaucoup et l'on ne peut compter sur un accouchement spontané que lorsque le promonto-pubien a une dimension de 9 centimètres environ.

3° Pendant la grossesse, l'accouchement prématuré est indiqué d'une façon formelle, lorsque le promonto-pubien minimum est de 8 ou inférieur à 8 centimètres et la date de l'intervention doit être fixée d'autant plus tôt que le rayon de courbure de l'arc antérieur est plus petit.

4° *La symphyséotomie au-dessous de 7 centimètres* du promonto-pubien demande un écartement considérable du pubis qui même avec le procédé de Gigli fait courir de très grands dangers à l'intégrité des parties molles maternelles. Cette opération sera donc indiquée dans les cas de bassins aplatis et généralement rétrécis à arc antérieur à grand rayon, lorsque le promonto-pubien mesure plus de 7 centimètres.

Au-dessous de 7 centimètres, l'opération césarienne est indiquée lorsque la mère désire donner le plus de chance de survie à l'enfant.

Au-dessous de 5 centimètres, l'opération césarienne est indiquée d'une façon absolue, la basiotripsie présentant de grandes difficultés dans ces conditions.

Pendant le travail. — Pendant le travail, le *forceps* avec tractions sur les lacs avec prise mastoïdo-frontale avec ou sans manœuvre combinée est indiqué toutes les fois que la tête est amorcée, que l'arc antérieur est à faible rayon de courbure et que la malade est primipare.

La version, peut-être employée dans les cas où la tête est mobile, l'arc antérieur à grand rayon et la malade une multipare.

OBSERVATIONS

Observation I

Bassin aplati généralement rétréci OIGT très fléchie.

X... Catherine, vingt ans, primipare.

Antécédents héréditaires. — Néant.

Antécédents personnels. — Pas de signes de rachitisme dans l'enfance. Dernières règles 15 août. Pas d'accidents durant la grossesse.

Palper. — Fait pendant les derniers jours de la grossesse indique qu'on a affaire à une tête mobile, au-dessus du détroit supérieur, le front est à droite, l'occiput à gauche. Les petites parties à droite, le dos à gauche.

Auscultation. — Maximum des bruits à 8 centimètres au-dessus du pubis et sur la ligne médiane. Diagnostic OIGA.

Toucher. — On arrive sur le promontoire assez haut. Le promonto-sous-pubien mesure 14 cm. 1/4 l'arc antérieur est régulier. On porte le diagnostic de bassin aplati et généralement rétréci.

Accouchement. — Début des douleurs le 28 mai (2 h. soir).

La poche des eaux se rompt à 6 h. 50; à 7 heures, elle rentre à la salle des douleurs, dilatation complète à 7 h. 30.

Palper. — Tête fixée au détroit supérieur, occiput à gauche, front à droite, grand diamètre de la tête dans le diamètre oblique gauche.

Auscultation. — Maximum à 5 centimètres au-dessus du pubis et à 1 centimètre de la ligne médiane. Bruits réguliers 128 pulsations.

Toucher. — Tête non encore engagée, sagittale, dans le diamètre oblique gauche, elle est défléchie, on sent à droite la fontanelle antérieure et à gauche très profondément située la fontanelle postérieure.

Travail. — Peu à peu la tête en OIGA défléchie ne peut s'engager; se fléchit de plus en plus et tend aussi à se placer en transverse. Arrivée à la flexion complète et dans le diamètre transverse elle s'engage. A ce moment, on ne sent plus par le toucher la fontanelle antérieure, la postérieure est au milieu de l'excavation. La tête descend assez facilement, tourne en avant et apparaît à la vulve. Le sous-occiput tend à se fixer sous l'arcade, le périnée postérieur bombe. On est obligé de maintenir la tête à la sortie pour éviter une rupture du périnée. La tête est dégagée circulaire ; autour du cou, qu'on essaie vainement de faire passer par-dessus la tête et qu'on fait passer par-dessus les épaules. Dégagement des épaules, nouveau circulaire autour de l'abdomen et de l'avant-bras droit. Nombreuses éraillures de la paroi vaginale.

Délivrance. — Vingt-cinq minutes après l'accouchement. Rien de particulier.

Enfant. — Sexe féminin, vigoureux, pèse 3 kg. 500, bosse séro-sanguine sur le pariétal droit, chevauchement des pariétaux sur les frontaux ; sur le pariétal gauche dépression en gouttière qui va de la partie antérieure de la bosse pariétale à l'angle externe de l'œil.

Observation II

Marie, vingt-deux ans, père et mère en bonne santé. Mère a eu onze enfants en dix couches, normales d'ailleurs. Des onze enfants trois morts en bas âge. Les huit autres en bonne santé.

Réglée à dix-huit ans, elle l'a toujours été régulièrement.

Aucune maladie à relater.

Elle a marché à un an, aucun signe de rachitisme.

DR fin avril. Grossesse normale. Pas de vomissements, pas d'œdème des membres inférieurs.

Palper. — Tête mobile, dos à gauche.

Maximum des bruits du cœur. A 8 centimètres de la ligne médiane à égale distance de l'ombilic et du pubis.

Toucher. — Col normal. Segment inférieur très souple.

Ballottement « d'aller et retour » très net.

D promonto-sous-pubien 11. Distances sacro-cotyloïdiennes réduites. Projection de l'arc antérieur. Bassin aplati et généralement rétréci.

10 décembre. — Siège SIDT. Tête ballotant au fond. Siège au-dessus du détroit supérieur. Dos à droite. Depuis hier elle ne sent plus bouger son enfant. Bruits du cœur perceptibles, faibles.

20 décembre. — Tête très au dessus du détroit, en arrière. Utérus mobile OIDP. Fœtus très mobile, beaucoup d'eau.

Toucher promonto-sous-pubien 11,5. Arc antérieur un peu déformé.

24 décembre. — Tête toujours très mobile, petite, et en bas en OIDT (A).

9 janvier. — Léger disque d'albumine.

17 janvier. — La tête reste toujours très mobile. L'enfant est petit. Epaule H. = 12. D. 8 centimètres OIDP (T).

20 janvier. — Albumine.

23 janvier, — Albumine diminue.

Accouchement. — Entre à la salle des douleurs le 4 février à 4 heures du soir. Le col est dilaté comme 2 francs, il y a autour de l'orifice externe un fil très tendu; on fait une incision à gauche de 3 millimètres environ; à droite, simple éraillure. Il s'écoule environ 15 grammes de sang. La dilatation devient immédiatement à 5 francs.

Les douleurs qui, jusqu'ici avaient été assez espacées deviennent très fréquentes, toutes les deux ou trois minutes environ,

Au palper, on sent le dos à droite, l'épaule à 6 centimètres environ de la ligne médiane, tête très mobile, position intermédiaire.

Maximum d'auscultation à 8 centimètres de la ligne médiane, environ 152 pulsations.

Au toucher, col dilaté comme 5 francs. On sent l'incision gauche, très peu la droite. La poche des eaux bombe considérablement, on sent la tête très mobile et une suture qui doit être la lambdoïde gauche, immédiatement en arrière, à peu près sur la ligne médiane.

A 5 heures, la dilatation atteint environ 7 centimètres de diamètre, le col a 2 centimètres de longueur.

A 5 h. 50, on retouche la malade, les douleurs étant très violentes. Etat stationnaire de la dilatation et du col, les douleurs faiblissent un peu.

A 7 h. 15, la dilatation est complète. La tête est toujours très mobile, rupture artificielle de la poche des eaux (1.200 grammes de liquide). La malade prend de violentes douleurs. La tête tourne d'abord en transverse puis en occipito-pubienne.

Délivrance spontanée à 7 h. 45.

Observation III

(Recueillie à la Clinique obstétricale.)

Bassin aplati généralement rétréci.

X... Claudine. Absolument aucun renseignement sur ses antécédents héréditaires. A marché tôt. A fait l'an dernier un séjour d'un mois à l'Hôtel-Dieu probablement pour bacillose pulmonaire. On n'obtient aucun autre renseignement. On ne peut préciser la date de la première apparition des règles.

Premier accouchement à la Maternité en 1895 on a endormi la parturiente, enfant né vivant.

Grossesse actuelle normale.

Palper. — On ne sent rien dans l'excavation. Dans la fosse iliaque gauche, on a très nettement le ballottement céphalique. On sent en avant des petites parties. Les bruits du cœur s'entendent bien dans la région pré-ombilicale.

Toucher. — Col de multipare encore assez long. Rien dans les culs-de-sac.

A l'examen du bassin, on a un léger redressement de l'arc antérieur dans sa moitié postérieure. Le sacrum, concave dans sa moitié inférieure, se redresse ensuite, devient convexe donnant à l'ensemble la forme d'un S et présentant un faux promontoire au-dessus duquel on trouve le vrai à 10 cm. 5 du sous-pubis.

18 avril. — Mensuration externe bi-crête 27,5, les épines iliaques 25,5.

Tête fixée au détroit supérieur en OIDP.

28 avril. — Tête fixée au détroit supérieur en OIGP.

9 mars. — Tête fixée, un peu mobile encore OIGP.

20 mai. — Tête mobile au détroit supérieur en OIGT (P.).

27 mai. — Tête un peu mieux fixée, cependant encore un peu mobile en OIGP (T)

Le diagramme dessiné indique un aplati généralement rétréci.

29 mai. — A 10 h. 30, l'expectante éprouve des douleurs, entre à la salle des douleurs le même jour à 1 heure du soir. On n'a que le temps de désinfecter la parturiente, la poche des eaux est à la vulve. La tête est en occipito-pubienne. Rupture artificielle des membranes, il s'échappe environ 200 grammes de liquide.

Pendant une douleur, la tête paraît brusquement. Le dos tourne à gauche et s'expulse sans particularités notables. Dans l'espace de vingt-cinq minutes il se produit trois ou quatre douleurs, le placenta décollé est chassé à la vulve.

Le fœtus présente une dépression en gouttière sur la partie antérieure du pariétal postérieur, elle est verticale.

Observation IV

(Recueillie à la Clinique obstétricale).

X... Jeanne, vingt-deux ans.

Antécédents héréditaires. — Père et mère vivants et bien portants. Les grossesses et accouchements de sa mère ont toujours été bons. Grossesse gémellaire (deux filles toutes les deux vivantes).

Antécédents personnels. — Rien de particulier à signaler au point de vue obstétrical comme antécédents.

La malade a commencé à marcher à l'age de deux ans. Rougeole à quatre ans. Pas d'autres maladies. Léger goître depuis quelques années. Les règles ont débuté à l'âge de dix-sept ans, revenant toutes les trois semaines régulièrement, peu abondantes, non douloureuses. Durée quatre ou cinq jours.

Grossesse. — Les dernières règles, au dire de la malade, remonteraient au 10 octobre. Cette date n'a rien de bien précis étant donné le peu d'intelligence de la malade.

Cette grossesse est normale. Quelques vomissements au début, mais les troubles gastriques depuis ont disparu. Depuis trois semaines les jambes sont enflées.

18 juin. — *Examen du bassin. — Forme. — Dimension.* — La malade présente un bassin aplati et généralement rétréci.

Le promontoire est bas, très facilement accessible. Le sacrum est projeté en avant et redressé dans sa moitié supérieure.

L'arc antérieur du bassin n'est pas trop étroit. Il est un peu plus large que deux doigts.

Les pubis s'écartent ensuite à angle obtus forment une ligne presque droite. Les sinus sont relativement assez larges.

Promonto-sous-pubien = 10 cm. 25. Le diamètre utilisable est donc de 9 centimètres.

Le diamètre transverse maximum, étant donné la forme du bassin, passe très près du promontoire et n'est pas utilisable. Le transverse médian est, par contre très étroit.

Examen de la malade. — 18 juin. — Inspection. Rien de particulier, ventre normal comme volume et comme forme. Vergetures légères. Palpation. Présentation du sommet en OIGT. Tête très mobile au-dessus du détroit et déborde largement.

20 juin. — Le matin, début des douleurs. M. le professeur Fochier pratique le toucher; position en MIGT. Col dilaté à 2 francs. On coupe le fil de l'orifice externe. Dilatation rapide à 5 centimètres. Le cœur fœtal est à 140. Maximum au niveau de l'ombilic. Poche des eaux rompue.

1 h. 20. — Toucher pratiqué par les élèves stagiaires. Dilatation à 6 centimètres. Présentation de la face qui est tuméfiée. Au palper, on sent à droite les petites parties, à gauche, le coup de hache.

Tête défléchie. Douleurs faibles et modérées. La présentation n'a pas progressé.

5 h. 30. — Inertie utérine. M. le professeur Fochier décide d'intervenir.

Anesthésie au chloroforme. On essaie de faire la version Il est impossible de faire évoluer le fœtus.

Application du levier. — On rompt artificiellement la poche des eaux. On décide d'appliquer le levier pour essayer d'abaisser la tête, cette application reste sans succès.

Application de forceps. — On fait une prise suivant le diamètre oblique droit.

La tête descend grâce à des tractions.

Le pariétal est plié, comme chiffonné.

Section du cordon.

Etat de l'enfant. — Il naît vivant. Il fait 3 ou 4 respirations et meurt.

Observation V

(Recueillie à la clinique obstétricale.)

Engagement en OIGT.
Bassin aplati généralement rétréci.

Antécédents héréditaires. — Père mort d'une maladie de cœur. Mère vivante atteinte de bronchite. Deux frères en excellente santé.

Antécédents personnels. — N'a jamais été malade, sauf un peu d'anémie vers dix-sept ans. Quelques convulsions dans son bas âge.

Elle prétend n'avoir marché qu'à cinq ans et avoir eu des nodosités rachitiques. Anémie vers dix-sept ans. Réglée à dix-huit ans très régulièrement.

DR = 24 mars.

Grossesse actuelle. — Bien normale.

Inspection. — L'utérus fait une saillie oblique en haut et à droite.

Palpation. — Tête dans la fosse iliaque gauche, assez mobile. Front à droite. Siège dans l'hypocondre droit. Do à gauche et en avant.

Auscultation. — Bruits normaux à 6 centimètres de l'ombilic sur la ligne de l'ombilic à l'épine iliaque antéro-supérieure.

8 janvier. — *Toucher.* — Col effacé dilaté à 50 centimes. Poche des eaux bombe pendant les contractions. Glaires rosées, tête amorcée en contact avec le bassin.

Pas de diagnostic précis de position.

Promontoire très saillant en bec. Promonto-sous-pubien difficile à mesurer à cause de la pression de la tête sur le bassin. Evaluable approximativement à 10 cm. 5.

Redressement assez accusé de la région cotyloïdienne gauche. Arc antérieur mauvais non assimilable à une circonférence. On fait facilement le tour du détroit supérieur. Bassin aplati et généralement rétréci (M. Plauchu). Taille, 1 m. 44.

Malade entre à la clinique le 3 janvier à 11 heures du soir, accuse de faibles douleurs et se sent mouillée. A l'examen, la sœur du service de nuit croit que ce sont des eaux amniotiques. Le col est encore long ; segment inférieur non constitué, tête mobile, bruits fœtaux vont bien, la malade est envoyée à la salle des Expectantes.

Les douleurs s'arrêtent et recommencent le 6 dans la nuit.

8 h. 45 du soir. — Col encore long, 3 ou 4 centimètres, orifice externe résistant, tendu au moment de la contraction, dilaté à 4 centimètres. Membranes sur la tête. Il paraît y avoir très peu de liquide. La tête est bien fixée OIGT, suture sagittale plus près des pubis.

Engagement en OIGT.

Bosse sanguine très accusée du sinciput à la protubérance occipitale. Chevauchement très accentué des pariétaux sur l'occipital et du droit sur le gauche.

Observation VI

(Recueillie à la clinique obstétricale.)

Bassin aplati généralement rétréci.

X., Joséphine, vingt-trois ans, sans profession. Primipare.

Antécédents héréditaires. — Père vivant : varices, eczéma des membres inférieurs.

Mère, depuis trois ans, laryngite chronique, tousse tous les hivers. Opérée d'un cancer il y a six ans.

Antécédents collatéraux. — Deux frères morts en bas âge, l'un de broncho-pneumonie, l'autre de rougeole. Un frère vivant bien portant. Trois sœurs, dont deux bien portantes, l'autre atteinte de bronchite chronique.

Antécédents personnels. — La malade a commencé à marcher vers deux ans et demi. Pas de maladies dans l'enfance. Chloro-anémie ; réglée à seize ans régulièrement. Leucorrhée presque continuelle depuis ses premières règles.

Grossesse. — La malade a présenté ses dernières règles le 10 juin. La marche de la grossesse a été assez bonne. Vomissements assez fréquents. Hémorragies dans le courant de septembre. La malade reste alors en traitement pendant quinze jours à la Charité.

Elle entre à la Clinique obstétricale, le 4 février au matin.

Accouchement. — Les premières douleurs se font sentir à 4 h. 30 du matin. La malade est amenée à la clinique. La rupture de la poche des eaux se produit vers 1 h. 10 du soir. La malade entre immédiatement à la salle des douleurs vers 1 h. 15 du soir.

A 1 h. 15, à *l'inspection,* on voit un abdomen globuleux. Ligne blanche pigmentée.

La *palpation* montre un utérus médian, volumineux, mobile, qui fait songer à un rétrécissement du bassin. Le palper plus attentif montre le fœtus en O I D T assez fléchie, le dos facilement perçu à droite, les petites parties à gauche.

L'*auscultation* montre le maximum des bruits du cœur à droite.

Le *toucher* permet de constater la souplesse du vagin. On trouve le col presque complètement dilaté. On sent le cuir chevelu plissé. La tête est très serrée, elle est fixée au détroit supérieur en O I D T assez fléchie. La fontanelle postérieure est au centre du col dilaté.

A *1 h. 45.* — Les douleurs sont exagérées, légère hémorragie. L'engagement est presque complet. La tête est un peu moins fléchie, elle se met nettement en O I D A.

Le périnée postérieur bombe fortement, le périnée antérieur est très tendu.

Les douleurs expulsives continuent, la tête progresse rapidement.

A 1 h. 52. — La protubérance occipitale se dégage. Le sous-occiput est fixé. Le reste du corps est chassé.

L'enfant naît assez faible, cyanosé (asphyxie violette, il ne respire pas, mais le cœur et le cordon battent.

Après quelques manœuvres de respiration artificielle, le diaphragme commence à fonctionner. L'enfant est mis dans un bain à 40 degrés. Frictions. La respiration s'établit définitivement.

L'enfant pèse 2850 grammes et mesure une longueur totale de 50 centimètres.

Bosse sanguine sur l'angle postérieur du pariétal gauche, chevauchement des pariétaux sur l'occipital et les frontaux, du pariétal gauche sur le pariétal droit.

Délivrance. — Se produit normalement vingt minutes après l'accouchement. Placenta complet, ovalaire.

Poids = 570 grammes. Dimension 18 sur 15.

Membranes complètes, décollement amnio-chorial.

Longueur du cordon = 63 centimètres.

Examen du bassin. — Cet examen montre un bassin aplati et généralement rétréci avec un diamètre sacro-sous-pubien de 10 cm. 9, on fait facilement le tour du bassin.

Observation VII

(Recueillie à la Clinique obstétricale.)

Bassin aplati généralement rétréci. Engagement en O I G T (fléchie.)

X..., Léontine domestique.

Antécédents héréditaires. — Rien à signaler.

Antécédents personnels. — Aucune maladie.

Règles. — Réglée à dix-huit ans régulièrement, durée quatre jours.

Grossesse actuelle. — D R 9 mars. La malade a eu des vomissements à deux reprises. Ils ont peu duré.

Inspection. — Ventre un peu en pointe.

Palper. — Utérus à six travers de doigts au-dessus de l'ombilic. Dos à droite. Epaule à 6/14 O I D A. Tête mobile.

Toucher. — Col conoïde, un peu ramolli. Tête pas accessible, pas engagée. On fait facilement le tour du détroit supérieur. Segment inférieur pas constitué.

Promontoire peu saillant mais accessible à 10 cm. 50. Pas de redressement notable des cavités cotyloïdes. Arc antérieur à rayon moyen.

5 décembre. — OI G A, tête mobile.

Utérus déborde en haut les fausse côtes, bien qu'il n'ait pas unvolume exagéré et ne contienne pas beaucoup d'eau.

Capacité abdominale très réduite. Col de primipare, profondément situé au fond de l'infundibulum vaginal.

10 décembre. — Nouvel examen du bassin. Promonto-sous pubien = 10,2. Redressement assez notable des lignes innominées.

Le bassin paraît plus mauvais qu'on ne l'avait cru. Le peu de ramollissement des parties molles rend son exploration difficile.

Diaphragme au tiers supérieur du vagin fermé par contracture musculaire. Col au fond d'un infundibulum. Pas de segment inférieur (M. Plauchu).

11 décembre. — Attendre le terme (M. le professeur). Enfant petit; promonto-sous-pubien = 10,1 (M. le professeur).

Accouchement. — 29 décembre. — Tête fixée en O I G T fléchie, dégagement très long.

Observation VIII

(Recueillie à la clinique obstétricale.)

Bassin aplati généralement rétréci engagement en O I D T

X... Françoise vingt-six ans. La malade eut ses règles

pour la dernière fois le 11 avril. Jamais de grossesse antérieure.

Bonne santé générale auparavant, la malade ne se souvient d'aucune des fièvres éruptives de l'enfance; pas de signe de rachitisme, la malade aurait cependant marché à dix-huit mois.

La grossesse évolue normalement, les douleurs débutent le 13 janvier à 2 heures du soir. Le même jour elle fit les eaux, mais avec des intermittences qui persistèrent jusqu'au lendemain.

Le même jour elle fait appeler un médecin qui n'intervient pas, mais le lendemain, après avoir exécuté une application qui fut sans succès, il invita la malade à entrer à la Maternité (6 h. 45).

A l'entrée T. = 38°2. Pouls à 120.

Au *toucher*. — On trouve un col long de 1 centimètre dilaté à 2 centimètres de diamètre.

Présentation et position O I D P.

Une anse de cordon fait saillie par l'orifice du col, elle n'est pas animée de battements.

A l'*auscultation*. — Les bruits du cœur ne sont pas perceptibles ; on ne décide pas l'intervention immédiate ; on attend la dilatation complète du col. La température de la malade oscille entre 38 degrés et 38°2.

Le 15 à 9 h. 15 du matin. — M. le Chef de Clinique tente l'intervention. La malade, préalablement anesthésiée au chloroforme dans son lit, est ensuite transportée sur la table d'opération où on procède à un nouveau lavage vaginal et au savonnage des organes génitaux externes.

M. Plauchu pratique le toucher. Le col est en dilatation complète et effacé. On sent la tête engagée en O I D T fléchie ; elle est très molle et l'on perçoit un chevauchement très net des os de l'enfant.

Du côté gauche, on sent une anse de cordon procidente et fortement serrée entre la tête et le bassin.

Intervention. — On introduit la cuillère droite du Tarnier en arrière et à droite, puis la branche gauche en arrière et à gauche. Tour de spire de Mme Lachapelle. Décroisement des branches ; on pratique les tractions, la tête descend en transverse, mais très difficilement. Et, après de nombreux efforts, la tête apparaît à la vulve, le périnée bombe. M. Plauchu relève à ce moment le sens des tractions, fait la rotation puis, lorsque la tête est sous les pubis et n'a plus de tendance à se retirer, il désarticule le forceps, enlève les branches, puis facilite l'issue de la tête par la manœuvre de Ritgen.

Après le dégagement de la tête et la rotation du côté externe de la présentation, de nouvelles difficultés surgissent pour opérer le dégagement des épaules. Opération qui demande une grande dépense de force pour abaisser l'épaule antérieure sous les pubis avant de relever la traction sur le ventre maternel. L'enfant sort accompagné d'une abondante couche de méconium, sa cornée est blanchâtre, il semble mort depuis vingt-quatre heures environ.

Devant les difficultés de la descente et du dégagement M. le Chef de clinique pratique le toucher par la mensuration du bassin :

Bassin aplati et généralement rétréci.

D. promonto sous-pubien = 10 cm. 4.

Arc antérieur non assimilable à une circonférence.

Région cotyloïdienne redressée.

On fait facilement le tour du détroit supérieur.

De plus, un nouveau toucher lors de l'application du forceps avait prouvé que la tête n'était pas engagée mais qu'une bosse sanguine donnait l'illusion de l'engagement.

Une demi-heure après, délivrance normale.

Début d'infection. Injection iodée de 2 litres. T. = 38°6. P. = 136.

Observation IX

(Recueillie à la clinique obstétricale.)

Bassin aplati et généralement rétréci. — Engagement en OIGT fléchie.

H. Virginie, *Antécédents héréditaires.* — Père mort à cinquante et un ans de catarrhe pulmonaire. Mère a une très bonne santé habituelle.

Antécédents collatéraux. — Sept frères ou sœurs morts en bas âge dans les trois ou quatre premières années de leur vie, de maladie inconnue. Deux sœurs et trois frères en bonne santé. Une sœur mariée, a deux enfants : une fillette toujours maladive ; un garçon de trois ans atteint de luxation congénitale double de la hanche.

Antécédents personnels. — Elle donne des renseignements peu précis sur son enfance. Elle sait qu'elle a marché tard et que ses deux genoux frottaient l'un contre l'autre pendant la marche. Vers l'âge de cinq ans, application d'un appareil plâtré double conservé pendant un mois pour le redressement de courbure de ses membres inférieurs.

Pas de maladies infectieuses.

Réglée à dix-huit ans très régulièrement. Dernière apparition des règles vers fin septembre 1900.

Pendant sa grossesse. — Vomissements du deuxième au cinquième mois Palpitations légères. Névralgies. Faiblesse des membres inférieurs, surtout de la jambe droite.

Etat actuel. — Taille petite, courbure anormale du fémur, du tibia (en lame de sabre) léger degré de *genu valgum.* Déformations sont plus accentuées du côté droit que du côté gauche.

19 à 9 heures du soir.

La palpation démontre très nettement qu'on a affaire à une gauche transverse.

Accouchement. — A 9 heures du soir. Tête très mobile au détroit supérieur. Segment inférieur en partie constitué. Col s'efface. Orifice externe résistant, perméable à un doigt. Douleurs fortes, presque continues.

L'administration de 1 gramme de chloral, de 250 grammes d'eau ne donne aucun résultat.

Vers minuit, les douleurs revêtent encore les mêmes caractères. On donne de nouveau 1 gramme de chloral. Il semble que les douleurs deviennent plus régulières, toutes les cinq minutes environ. L'orifice externe est assoupli. Dilatation à 1 cm. 5. Tête en contact avec le détroit supérieur. Deux fontanelles accessibles, sagittale en position transverse, à 4 heures (matin) dilatation à 3 centimètres. L'engagement se fait en OIGT. Sa tête est au tiers supérieur de l'excavation, les fontanelles sont à peu près sur un même plan. La suture sagittale est large.

A 6 h. 30. — Dilatation presque complète. La tête n'appuie pas sur le col. Rupture artificielle de la poche des eaux. Puis la tête appuie sur l'orifice externe, se fléchit, mais reste toujours transversale. Les douleurs sont efficaces, assez fortes. L'engagement continue avec flexion assez accusée. Une fois la tête au détroit inférieur la fontanelle postérieure répond au centre de ce détroit. La tête fœtale progresse lentement, toujours en transverse, très fléchie.

A 7 h. 50. — Le périnée commence à bomber, le cuir chevelu apparaît à l'orifice vulvaire à chaque contraction.

A 8 h, 35. — La tête franchit le détroit inférieur.

Enfant. — Au début un peu faible, sans doute à cause de la compression du cordon par le tassement du tronc.

Les déformations de la tête démontrent un travail en flexion forcée. La tête est très allongée du sinciput au menton (13,9) et présente une dépression très marquée au niveau de deux fosses temporales. On remarque également une gouttière de chaque côté de la tête en avant de la suture fronto-pariétale.

Bosse sanguine volumineuse au niveau de la petite fontanelle et de l'occipital.

Pas de chevauchement à proprement parler, mais sutures très larges.

Examen du bassin après l'accouchement. — Diamètre promonto sous-pubien = 9 cm.9.

Diamètre transverse médian est rétréci.

Diamètre transverse maximum conservé.

Sur la ligne médiane on atteint très rapidement le promontoire qui est modérément élevé. Le sacrum est peu concave en arrière, surtout dans les deux tiers supérieurs. Les sinus sacro-iliaques sont fortement excavés en arrière. En explorant l'arc antérienr, à mesure qu'on arrive sur les cavités cotyloïdes, on constate un redressement de ces dernières un peu plus à gauche qu'à droite. On est en présence d'un bassin aplati et généralement rétréci.

Observation X

(Recueillie à la clinique obstétricale.)

Bassin aplati, généralement rétréci. — Forceps.

X... Marie, dix-neuf ans, domestique. Ne présente pas d'antécédents héréditaires saillants. Personnellement elle avait marché très tard, vers l'âge de deux ans et, dit sa mère, elle avait marché jusqu'à l'âge de treize ans en se dandinant. Intellectuellement elle est un peu arriérée. Dents crénelées avec rétrécissement marqué en leur milieu. Mains courtes, tassées. Taille = 1 m. 47. Jambes longues, minces, sans déformations. L'examen du bassin donné : mensurations externes :

BEI = 23
BCI = 25
DB = 15 1/2.

Distance promonto-sous-pubienne = 9 cm. 3/4.

Symphyse inclinée.

Face antérieure du sacrum aplatie. Le point de soudure transversale figure une sorte de deuxième promontoire.

L'arc antérieur est relativement assez bon.

En somme, bassin aplati et généralement rétréci.

Primipare, les règles ont apparu à l'âge de dix-sept ans. Apparition des dernières le 6 mars elle aurait cependant perdu un peu en rouge vers le 5 mars.

A l'entrée, le 28 novembre elle présente un abdomen saillant. Présentation en OID, très élevée et très mobile au-dessus du détroit supérieur. Col ramolli a encore 2 centimètres de longueur. Pas de signes de travail.

M. Fochier conclut qu'il est trop tard pour un accouchement prématuré ; laisser aller à terme et symphyséotomie probable.

10 décembre. — Tête toujours très mobile au détroit supérieur. Dos et maximum des bruits du cœur à gauche. Petites parties à droite. La tête déborde largement au-dessus du détroit supérieur.

22 décembre. — Malgré les travaux auxquels se livre la malade, il n'y a pas de signes de travail. Les urines, normales à l'entrée, présentent aujourd'hui de l'albumine.

L'abdomen augmente toujours.

8 janvier. — L'accouchement s'est terminé cette nuit par un forceps appliqué par M. Fochier.

Les premières douleurs ont débuté le 31 décembre et ont persisté jusqu'au 5 janvier. Pendant cette période le col s'est lentement effacé pendant que le segment inférieur s'ébauchait lentement et progressivement, mais le col ne s'est pas dilaté.

Du 5 au 6, les douleurs ont à peu près disparu. Dans la nuit du 6, les douleurs apparaissent à nouveau et le col se dilate à 50 centimes. Poche des eaux bien formée.

Le 8 au matin, les douleurs deviennent de plus en plus vives, reviennent toutes les dix minutes ; dans l'après-midi, toutes les cinq minutes. Examinée à 5 heures du soir par sœur Chomard, elle présente une dilatation à 1 franc : une poche des eaux très volumineuse tendue, tête mobile au détroit supérieur. Position inappréciable au toucher, mais la palpation et l'auscultation dénotent une OIG ; à partir de ce moment les douleurs se reproduisent toutes les deux minutes.

A 8 heures, col dilaté 3 francs. Poche des eaux très tendue, fait hernie à travers le col. Les douleurs augmentent d'intensité et se rapprochent à une minute et demie.

Bruits du cœur à 140.

A 10 heures, douleurs expulsives, le toucher dénote une dilatation complète. La poche des eaux remplit le vagin. Dans l'intervalle des douleurs, on explore le pariétal antérieur.

11 h. 1/4. — Même état, mais la poche des eaux fait bomber légèrement le périnée postérieur et apparaît à la vulve. Quelques minutes après, elle est expulsée en se vidant. Il s'échappe à peu près 300 grammes d'un liquide boueux, brun verdâtre, mais non fétide. Au toucher, la suture sagittale est très en arrière à 1 cm. 1/2 environ du faux promontoire. Le pariétal droit qui est antérieur est très incliné et peut être facilement exploré. Il chevauche fortement sur le postérieur. La fontanelle postérieure est près du centre du bassin, l'antérieure inaccessible. L'occiput à gauche donc OIGT très fléchie, avec inclinaison du pariétal antérieur. Les douleurs expulsives sont de plus en plus intenses. La descente progresse un peu. Les bruits du cœur moins bien frappés sont à 120 ou 124. La tête est solidement fixée, impossible à mobiliser.

11 h. 45. — M. le professeur Fochier intervient sans anesthésie. Application de forceps (petites cuillers de Tarnier sans lacs). Toute application directe est impossible. La branche postérieure gauche est appliquée sur l'apophyse mastoïde postérieure. La branche droite antérieure va saisir la bosse frontale antérieure. Sous l'influence des tractions soutenues la tête descend et M. Fochier fait sur le plancher

la rotation avec le forceps. L'occiput fixé sous les pubis; le forceps est enlevé, la tête dégagée par la manœuvre d'Holshausen, progressivement, en refoulant et dilatant peu à peu le cercle vulvaire.

Pas de déchirure. Un circulaire très serré autour du cou. Il est impossible de le faire passer ni sur la tête ni sur le tronc, on le sectionne entre deux paires de doigts compresseurs. Le tronc et les épaules se dégagent facilement et le fœtus est expulsé.

Hémorragie légère, dix minutes après, qui cède facilement et la délivrance se fait vingt minutes après.

Enfant vigoureux pesant 3 kg. 550, un peu anémié. Tête déformée présente un chevauchement considérable du pariétal droit sur le gauche et sur le frontal ; à gauche, au niveau de la suture squamo-sphénoïdale, le promontoire a tracé une gouttière de 3 centimètres au passage de la tête, les phénomènes de modelage de la tête ont donc été très intenses.

Le 8, température oscille autour de 38°5, puis 39°4. On apprend que la malade s'est touchée pendant le travail. Lavages. Injections intra-utérines.

La malade sort le 11 février en bon état.

Observation XI

(Recueillie à la Clinique obstétricale.)

Bassin aplati et généralement rétréci OIDT. Version. Champetier de Ribes.

X... Joséphine, trente-sept ans.

Antécédents héréditaires. — Père mort asthmatique. Mère morte de suites de couches. Un frère bien portant; deux sœurs mortes, l'une de bacillose pulmonaire l'autre, l'an dernier, d'affection inconnue.

La malade ne peut préciser à quel âge elle a marché, mais elle croit que c'est relativement tard.

Elle a eu la fièvre typhoïde, la chlorose.

Réglée à quatorze ans irrégulièrement.

Une première grossesse suivie d'un accouchement spontané à 9 mois. L'enfant est mort-né. Elle avait eu de l'hydramnios.

Sa deuxième grossesse a été marquée au début par des douleurs dans les reins et dans l'abdomen. Vomissements. Maux de cœur. Jambes enflées pendant deux mois. Pas de varices.

Palpation. — OIGA signe du front très net à droite.

Toucher. - PSP = 9 cm. 5. Promontoire plutôt bas, très saillant en bec. On fait le tour du détroit supérieur des deux côtés A droite, l'arc antérieur se redresse, région cotyloïde saillante. Articulation sacro-iliaque très saillante à gauche, arc antérieur assez bon. L'articulation sacro-iliaque de ce côté est aussi très saillant.

Le sacrum est très fuyant.

La tête plonge à peine, mobile, col mou.

24 septembre, à 10 heures. — On met deux bougies, entièrement dans l'utérus, col est long et perméable.

Dans la nuit du 24 au 25, quelques douleurs.

27 septembre. — Col très souple assez épais ; 4 centimètres de longueur perméable à deux doigts, poche des eaux se tend faiblement.

On retire les bougies. Décollement des membranes. Les douleurs s'accélèrent.

A 6 heures, col dilatable. M. le Chef de clinique décide de faire la version.

On introduit la main droite dans l'utérus après avoir rompu la poche des eaux, on va rechercher le pied antérieur que l'on saisit entre l'index et le médius, au-dessus des malléoles on tire en bas, la hanche apparaît sous l'arcade pubienne, on enveloppe le membre d'un linge, puis on tire horizontalement pour engager la hanche postérieure, on relève un peu les tractions à mesure que la progression se fait, le grand trochanter postérieur arrive à la fourchette ;

on tire verticalement en haut et le membre postérieur se dégage très facilement. On fait une anse au cordon.

On procède à l'abaissement des bras, on abaisse d'abord le bras postérieur, puis l'antérieur, tous les deux modérément relevés.

La version se fait en trois minutes.

Dégagement de la tête par la manœuvre de Champetier de Ribes. Il se fait transversalement, la tête modérément fléchie.

Observation XII

(Recueillie à la clinique obstétricale.)

Bssin aplati et généralement rétréci, OIDT. Arc antérieur de faible courbure diam. ut. = 9 centimètres. Forceps.

X... Joséphine.

Antécédents héréditaires. — Parents vivants et bien portants. Un frère en bonne santé. Trois sœurs également en bonne santé.

Antécédents personnels. — Bonne santé habituelle. Réglée à seize ans, très régulièrement. Règles peu abondantes durant quatre ou cinq jours.

La malade est une primipare. Grosseur normale, aucun malaise. Varices, œdème des membres inférieurs.

Rupture des membranes le 27 juin à 5 heures.

Examen. — 1° *Inspection.* Ventre proéminent. Bonne paroi. Presque pas de vergetures.

Palpation. — La tête est mobile, signe du front à droite. Le fond de l'utérus remonte à six travers de doigts au-dessus de l'ombilic. Il est occupé par le siège.

Le palper est assez difficile. Dos à gauche.

Auscultation. — Bruits fœtaux paraissent normaux.

Examen par M. Plauchu. — *Toucher.* Col effacé, tête en OIDP se rapprochant assez d'OIDT, légère déflexion, fontanelle postérieure peu accessible, fontanelle antérieure facilement accessible. Chevauchement du pariétal postérieur sur l'antérieur.

Diamètre promonto-sous-pubien 11 centimètres, bourrelet rétro-symphysien saillant 5 millimètres.

9 h. 35 du soir. On note à ce moment un œdème vulvaire très marqué. Dilatation du col presque complète. Lèvre antérieure un peu œdématiée.

La tête est en transverse, la petite fontanelle plus accessible ; la tête a tendance à se fléchir.

L'accouchement ne progresse pas. M. Plauchu se propose de faire une application de forceps.

Branche droite introduite la première, puis la branche gauche. Mouvement de spire de Mme Lachapelle. Décroisement, articulation.

Après des tractions faites sans trop d'efforts, on amène la tête au bas de l'excavation. Dégagement par la méthode de Ritgen.

Examen du bassin après l'accouchement. Promontoire saillant en bec, peu haut. Derrière la symphyse, bourrelet saillant qui diminue de 1 cm. 6 promonto-pubien minimum. On tourne facilement l'arc antérieur qui paraît assez bon ; courbure légèrement redressée à droite et à gauche.

Examen de l'enfant. — Il naît en état de mort apparente, les lèvres cyanosées. Sur la région temporale, à l'angle antéro-inférieur du pariétal droit, on note une dépression manifeste où le promontoire saillant et pointu semble s'être inscrit ; sur l'angle du pariétal gauche, on sent une rainure assez profonde aboutissant à une dépression assez marquée, laquelle paraît avoir été faite par le bourrelet symphysien.

Observation XIII

(Recueillie à la clinique obstétricale.)

Bassin aplati et généralement rétréci. Basiotripsie.

X..., Marie, vingt-cinq ans, primipare.

Antécédents héréditaires. — Mère morte d'une congestion pulmonaire. Père bien portant, une sœur morte en bas âge, une autre bien portante.

Antécédents personnels. — Rougeole dans l'enfance, anémie constante. Réglée à quatorze ans assez régulièrement.

D. R. = le 15 juin.

Début du travail. Douleurs ont commencé à 2 heures du matin, elles étaient assez fréquentes, tous les quarts d'heure. Les eaux étaient faites à 2 h. 1/2 du matin, les douleurs pas plus fréquentes depuis.

Examinée à 8 heures du matin, le col est long de 5 à 6 centimètres, on atteint l'anneau de contraction ; il est dilatable à 5 centimètres.

A 11 heures du matin les douleurs sont un peu plus fréquentes, mais pas très fortes.

Examen à 11 heures. Présentation de la bosse pariétale postérieure. Tête volumineuse si on en juge par la taille de cet os. La sagittale est à 1 centimètre des pubis à peine. Le pariétal postérieur chemine sur tous les os voisins. Il est fortement en saillie sur eux.

La sagittale est en transverse. Tête peu fléchie. On sent à peine cependant la grande fontanelle. Le col est très souple, dilaté à 7 centimètres. On ne sent pas l'anneau des contractions, la fontanelle antérieure est vers l'éminence iléo-pectinée gauche, accessible.

La tête se modèle, se tasse, il y a un chevauchement très exagéré.

On atteint le promontoire qu'on ne peut mesurer à cause de l'engagement du pariétal postérieur.

L'arc antérieur est mauvais, non utilisé par la tête, inassimilable à une circonférence.

Redressement surtout à droite de la région cotyloïdienne. A 1 heure, le travail est presque arrêté. Le col reste assez long et en état stationnaire, mais il est très souple, très dilatable et n'oppose aucun obstacle.

Par suite de cet arrêt du travail, M. le Chef de clinique, décide l'application du forceps.

Comme il s'agit d'une présentation du pariétal postérieur, on fait une prise mastoïdo-frontale inverse.

Tractions de 30 à 40 kilogrammes, suivies d'insuccès.

Nouvelle prise et, *manœuvre combinée*, restent sans succès.

On pratique la basiotripsie.

Observation XIV

(Recueillie à la clinique obstétricale.)

Aplati et généralement rétréci OIDT.

X... Céline. De petite taille, a marché à l'âge de quatre ans. Courbure des tibias. Premières règles à douze ans, régulières Dernières règles fin octobre.

Rien de particulier pendant la grossesse.

Palper. — Front à gauche, petites parties à droite, tête petite, mobile.

Auscultation maximum à droite.

Toucher. — Promonto-sous-pubien 10 cm. 5 ; on fait le tour du bassin. Sacrum un peu convexe. Lignes innominées et branches pubiennes régulières.

22 juin. — Tête mobile, OIDT.

2 juillet. — (M. Fochier), 10 1/4 de promonto-sous-pubien. Rétrécissement transversal.

27 juillet. — OIDT. Tête plonge un peu, difficilement mobilisable au détroit supérieur.

Observation XV

(Recueillie à la clinique obstétricale.)

Bassin aplati et généralement rétréci OIGT. Application du forceps.

Père mort à quarante ans d'une maladie de foie. Mère assez bien portante, trois sœurs en bonne santé.

S'est toujours bien portée pendant l'enfance.

Réglée à quatorze ans toujours irrégulièrement, a eu une fluxion de poitrine à onze ans.

Grossesse. — Quelques malaises au début. Pas d'hémorragies, pertes blanches.

Dernières règles, 15 décembre.

Palper. — Tête très mobile O I G T.

Toucher. — Promontoire très élevé et très surélevé par rapport au plan du détroit supérieur. Sacrum droit, deux faux promontoires.

P S P = 10,4.

On fait facilement le tour du détroit supérieur, sinus peu profonds. Arc antérieur à court rayon.

Pas de redressement des cotyloïdes.

La malade entre à la salle des douleurs à 4 heures du matin. A ce moment, la rupture des membranes a lieu. Col dilaté à 2 centimètres.

Cinq heures du matin, dilatation complète. Tête en O I G T non fléchie. Tête serrée, chevauchement des pariétaux.

A 6 heures, douleurs expulsives.

A 8 heures, nouveau toucher, bosse sanguine très accentuée.

La flexion se fait progressivement.

Douleurs s'espacent de plus en plus, finissent par disparaître.

Intervention. — Inertie, application de forceps par M. le Chef de Clinique.

Observation XVI

(Recueillie à la Clinique obstétricale.)

Aplati généralement retréci O I G T forceps.

X... Jérémie, quarante-quatre ans.

Antécédents héréditaires. — Père mort subitement, mère morte de maladie inconnue. Frère en bonne santé.

Antécédents personnels. — Facies de *minus habens*. Atrophie générale du squelette. Goître et crétinisme. A commencé à marcher à deux ans et demi. Ne semble pas avoir été nouée dans l'enfance.

Réglée à quatorze ans, régulièrement.

Grossesse actuelle. — Renseignements difficiles à obtenir.

L'âge de la grossesse ne peut être défini par la malade. Probablement près du terme.

Palper. — OIGT tête élevée, mobile, ne tend pas à s'adapter.

Toucher. — Col long et dur. Promontoire accessible à 10 cm. 5. Faux promontoire au-dessous. Sacrum droit dans toute sa hauteur, sinus très profonds.

Redressement des deux régions cotyloïdiennes.

Bassin aplati généralement rétréci.

Accouchement à provoquer au plus tôt.

10 juin 10 heures. — Introduction d'une bougie sans accidents. Vers 5 heures hémorragies (70 grammes).

Toucher. — Col légèrement assoupli. Vagin rempli de caillots.

11 juin. — Nouvelle bougie introduite sans incidents. Vers 5 heures, la malade fait les eaux.

12 juin. — Application d'un ballon introduit avec grande difficulté.

Le travail commence à 8 h. 1/2. On retire le ballon. Col assoupli, effacé, dilaté à 5 francs. Tête en OIGT peu fléchie. Présentation du pariétal antérieur. Sagittale à un travers de doigt du promontoire. Dilatation complète à 1 heure du matin.

A 4 heures, tête en O I G T fléchie. Anesthésie au chloroforme, application de forceps, prise mastoïdo-frontale, tête descend facilement.

Observation XVII

Aplati généralement rétréci OIGT

X... Marie, vingt-neuf ans, dévideuse.

La malade est une petite femme primipare. Bosse frontale saillante, menton développé. Doigts du pied et de la main grêles.

Antécédents. — Phénomènes nerveux. Hoquet. A marché à trois ans et demi ; est restée assise le plus souvent.

Colonne vertébrale droite.

Aucune courbure des membres inférieurs.

Réglée à quinze ans assez régulièrement.

A eu ses dernières règles fin août.

Examen externe du bassin :

BEI = 0,25
BEC = 0,25
conjug. B = 0,16

Extrémité inférieure du losange de Michaëlis un peu abaissée.

Examen interne. — Le sacro sous-pubien mesure 8 cm. 5, mais la symphyse est bonne. Peu de déduction à faire (1 cm. environ). Sacrum profondément excavé. Coccyx saillant en avant, on fait facilement le tour du détroit supérieur.

L'arc antérieur est très satisfaisant. Les cotyloïdes ne sont pas sensiblement enfoncées.

En somme, bassin aplati et généralement rétréci rendu dangereux à terme.

Bougie pour accouchement prématuré. Application de forceps. Prise difficile en mastoïdo-frontale.

La rotation tend à se faire, elle est empêchée. Chevauchement du pariétal droit sur le gauche.

Observation XVIII

Aplati et généralement rétréci. — OIGT accouchement prématuré spontané. — Rachitisme accusé.

H... Fanny, vingt et un ans, couturière.

Antécédents héréditaires. — Père en bonne santé, mère bacillaire, sœur morte à neuf mois d'une bronchite, trois sœurs et trois frères en bonne santé.

Antécédents personnels. — Diphtérie à cinq ans. Scarlatine, rougeole dans l'enfance.

Nourrie au sein jusqu'à huit mois a marché à deux ans, a été nouée et a eu les membres inférieurs incurvés.

Réglée à quatorze ans, depuis régulièrement.

Grossesse actuelle. — Dernières règles, 28 janvier, pas d'hémorragies, pas d'œdème des jambes, pas de varices.

Rien au cœur. Aux poumons, sibilances disséminées. Asthme et emphysème, thorax globuleux. A la percussion, sonorité exagérée.

Pas de signes de spécificité.

P. ventre volumineux étalé OIGT très mobile au détroit supérieur, bruits du cœur normaux à 10 centimètres des pubis et 8 centimètres de la ligne médiane.

Petite femme. Taille = 1 m. 42, hanches très exiguës débordées à droite et à gauche par l'abdomen.

Examen du bassin. — Sacrum droit dans toute sa hauteur, faux promontoires peu saillants à l'union des vertèbres sacrées.

P. S. P. = 9,6. On fait facilement le tour du détroit supérieur. L'arc antérieur paraît être de rayon moyen, grossesse actuelle très bonne. Pas de varices, pas d'œdème.

Palper. — Tête mobile. Signe du front à droite. Siège au fond de l'utérus. Dos bien senti à gauche. L'épaule est dans le voisinage de la ligne médiane à égale distance entre l'ombilic et la symphyse à gauche. En ce point, bruits du cœur normaux.

Toucher. — Promontoire àttingiblé 10 cm. 5. On fait le tour du détroit supérieur. Arc antérieur est notablement redressé, un peu de projection des cotyloïdes, surtout à gauche. Ligne innominée saillante. Par le toucher, on n'atteint pas la présentation.

Examen du bassin. Arc antérieur assez bon, redressé à gauche.

Promontoire assez élevé. Faux promontoires très saillants au niveau des quatrième et cinquième sacrées. Audessous, le sacrum s'excave et fuit en arrière, tête très élevée et mobile.

Rupture de la poche des eaux. — A 1 h. 50. Tête en contact avec le détroit supérieur. Suture sagittale près des pubis, fontanelle postérieure perçue à gauche, fontanelle antérieure sous l'éminence iléo-pectinée droite. Douleurs de plus en plus rares.

A 3 h. 30. — On constate que la tète est en transverse au détroit supérieur.

Intervention. — 1° Forceps. Mais à ce moment la tête tourne en oblique, puis en antéro-postérieure. Les lacs doivent être ajoutés.

Tractions combinées par le forceps et sur les lacs. La tète est amenée sous l'arcade pubienne.

Sinus peu profonds. Transverse maximum conservé. Pas de redressement des cavités cotyloïdes. Bassin réniforme.

18 octobre. — On introduit une bougie à 8 h. 1/2 du matin.

19 octobre. — La gestante est à environ trois semaines du terme de la grossesse. Le moment opportun pour l'accouchement prématuré est un peu dépassé, surtout si l'on

tient compte des quelques jours qui seront nécessaires pour provoquer l'accouchement.

Néanmoins, on se décide à le provoquer de suite, plutôt que d'attendre le terme et de faire une césarienne parce que le bassin a un arc antérieur assez bon, assimilable à une circonférence de rayon relativement assez grand, et aussi parce que l'enfant paraît petit au palper.

18 octobre. — Introduction d'une bougie conique olivaire.

19 octobre. — Quelques douleurs à 7 heures du matin.

20 octobre. — Le travail commence dans la journée, et dans la nuit la poche des eaux se rompt spontanément. La tête vient prendre contact avec le bassin auquel elle s'adapte bien et repose sur le col.

Le 21 octobre à 8 heures tête en transverse et en position intermédiaire. Elle se fléchit ensuite et s'engage vers dix heures en flexion forte.

La tête a été serrée. Chevauchement assez accusé des os une gouttière assez accusée sur la région temporo-pariétale gauche. Forme en haricot. Allongement dans le sens occipito-mentonnier. Tassement des bosses frontales.

Observation XIX

Bassin aplati généralement rétréci O I G T Forceps avec lacs.

X... Jeanne dix-sept ans, lingère. Pas d'antécédents morbides. Réglée à douze ans régulièrement. Règles indolores, abondantes duraient trois jours.

Antécédents héréditaires. — Père mort (?) Mère vivante et bien portante. 2 frères en bonne santé. Pas de sœur.

Antécédents personnels. — Rougeole à cinq ans, rien d'autre à noter. Réglée à vingt ans. Règles irrégulières. La malade ignore à quel âge elle a marché. Elle est de petite taille, comme tassée, les mains et les pieds sont courts.

D. R. 22 juin. — Rien de particulier dans la grossesse.

Palper. — OIGT.

Toucher. — Promontoire bas, au-dessous un faux promontoire. A gauche et à droite du promontoire, sinus sacro-iliaques profonds. On peut les explorer, mais difficilement. Des deux côtés, régions cotyloïdes redressées, presque convexes. En avant, elle se raccordent avec le plan transversal de la symphyse pubienne par un angle obtus assez nettement appréciable et la symphyse pubienne présente en arrière un bourrelet rétro-symphysien peu saillant.

On décide de faire un accouchement provoqué. Grossesse à huit mois.

On place à 11 heures (matin) une bougie qui est expulsée.

A 6 heures, une nouvelle bougie.

21 janvier. — Au toucher, dilatation à 2 centimètres, poche des eaux saillante. Cordon procident.

Tête en OIGT mobile.

9 h. 30. — Sans faire anesthésie, dilatation manuelle.

9 h. 50. — Version podalique. Le pied est amené à la vulve. On abaisse le bras antérieur facilement. La tête est en DT, le bras postérieur est relevé, on est obligé pour faire ce dégagement de faire faire à la tête une rotation l'amenant en GT. Elle est dégagée par la manœuvre de Mauriceau, combinée à celle de Champetier.

Observation XX

Bassin aplati et généralement rétréci. — Symphyséotomie

X., Jeanne, vingt-neuf ans. Primipare. Entrée à la maternité le 16 septembre. Premières règles, dix-huit ans, irrégulières. Dernières règles fin décembre. — Grossesse assez bonne, quelques malaises.

Examen de la malade. — Mensurations externes.

Bi-épines iliaques A S . .	25 centimètres
Diamètre Baudelocque . .	17 cm. 5

La malade est rachitique avec chapel et costal, déformations légères de la colonne vertébrale.

Les jambes présentent un *genu valgum* surtout à droite. Les os ne sont pas déformés dans leur direction. La courbure sigmoïde du fémur étant plus accusée à gauche qu'à droite, il est probable que, grâce à ce fait, le *genu valgum* est moins accentué à gauche.

Fémur gauche :

38 centimètres de l'épine iliaque à l'interligne en dehors.

37 — — — dedans.

Fémur droit :

38 cm. 5 de l'épine iliaque à l'interligne en dehors.

37 cm. 5 — — dedans.

Losange de Michaëlis.

Branche verticale . . .	10 cm.
— horizontale . . .	9 cm.
Flèche	1 cm. 7

Examen du bassin :

1° Transverse maximum . . .	9,8
2° — médian	8
3° Promontoire pubien . . .	8,75 faible

Symphyséotomie,

La température ne dépasse pas 38°4. Cette température n'est atteinte qu'un seul jour.

Observation XXI

(Prise à la clinique.)

Aplati généralement rétréci. — Césarienne.

Antécédents héréditaires. — Parents bien portants.

Antécédents personnels. — Nourrie au sein, commence à marcher à treize mois et marche très bien pendant six mois. A deux ans devient nouée et ne peut plus marcher. En même temps qu'elle se mettait au lit apparaissaient des convulsions se répétant trois ou quatre fois par jour.

De six à quatorze ans, reste à la campagne. Etat général assez bon.

Réglée, à quatorze ans, assez régulièrement jusqu'à vingt ans, à ce moment interruption de trois mois, en même temps, apparaissent des pertes blanches et des troubles dyspeptiques.

Grossesse. — Vomissements fréquents pendant les deux premiers mois, cessent pendant le troisième.

Etat général. — Pas très bon.

Inspection. — Petite taille 1 m. 42, facies hébété. Pommettes saillantes, voûte palatine légèrement ogivale, sternum saillant, aplatissement latéral du thorax, chapelet chondro-sternal.

Membres inférieurs courts, épiphyses épaisses.

Fémurs et tibias arqués.

Utérus. — Ventre proéminent, forme ovale, incliné à droite, atteint les fausses-côtes.

Dur, en état de contraction permanente. Tête très mobile, front à gauche et en avant. Epaule à 11 centimètres de la ligne médiane et à 11 centimètres au-dessus des pubis.

Bassin. — N'est pas incliné, losange de Michaëlis, symétrique. Chaque diagonale mesure 10 centimètres.

Conjugué Baudelocque = 18 centimètres.

Bi-épineux = 26 cent. 3/4.

Bi-crète = 25 cent. 3/4.

Toucher. — Col long, ramolli à son tiers inférieur. Promonto-sous-pubien = 8.1/4.

Promontoire très accessible. Très haut situé.

Le sacrum fuit en arrière. Faux promontoires, peu saillants.

On fait facilement le tour du détroit supérieur, sinus sacro-iliaques profonds, région cotyloïdiennes.

Bourrelet rétro-symphysien saillant. Symphyse redressée en arrière.

Depuis quelques jours la malade a pris de l'œdème de la

paroi abdominale sus-pubienne et de l'œdème des membres inférieurs remontant jusqu'au genou, les œdèmes sont des œdèmes de compression sans albuminurie.

Opération césarienne par M. le professeur Fabre.

On commence à 8 h. 25 du soir. Anesthésie à l'éther. A ce moment, tête en DP.

Opération. — M. le professeur Fabre fait une incision de la peau remontant à cinq travers de doigts au-dessus de l'ombilic et s'arrêtant à trois travers de doigts au-dessus des pubis. Il incise le péritoine, récline deux anses d'intestin grêle.

Incision sur l'utérus au bistouri puis, sur un doigt guide, il sectionne la face antérieure de l'organe aux ciseaux. Hémorragie. On extrait l'enfant par les pieds. Il crie. Le cordon est sectionné entre deux pinces. On extrait le délivre.

Pendant l'intervention, le pouls était entre 110 et 120. Pas d'hémorragie par le vagin.

8 h. 50. — La malade chasse son intestin hors de la cavité abdominale, on pousse l'anesthésie. Elle palit, syncope respiratoire. On traite cette syncope, la malade ne tarde pas à revenir à elle.

M. le professeur Fabre termine l'opération, ferme la cavité interne par deux plans de sutures, puis il referme la cavité abdominale.

Après l'opération, l'enfant devient cyanosé.

6 décembre. — La malade va bien, température = 38°6, pouls à 110.

Observation XXII

(Recueillie à la clinique obstétricale.)

Bassin aplati et généralement rétréci. — Forceps, enfoncement du frontal.

Père vivant, six frères. Mère morte d'une fausse couche.

Antécédents personnels. — Nourrie au sein, a marché à trois ans et demi. Pas de maladie grave pendant l'enfance. Elle a été nouée.

Réglée à dix-sept ans et demi, jamais bien régulièrement depuis.

Rien à noter pendant la grosesse.

Actuellement. Examen. Malade de petite taille. Légère incurvation des fémurs et des tibias.

Examen de l'abdomen. — H. U. = 34 centimètres.

Tête élevée et mobile. Dos à gauche, bruits du côté du cœur à gauche.

Toucher. — Promontoire pas épais à 8 cm. 9. P. P. M. est de = 7 cm. 15. Arc antérieur à peu près normal.

Bassin aplati et, généralement rétréci. — La malade est à huit mois et refusant une intervention sanglante, on décide l'accouchement prématuré.

22 avril. — A 10 heures (matin). — Introduction d'une bougie.

Dans la nuit du 23 au 24 la malade commence à ressentir quelques douleurs, très faibles et espacées, toutes les deux heures environ.

24 avril — 10 heures. — On retire la première bougie et on la remplace par deux autres. — Tête mobile en OIDA.

6 heures soir. — Au toucher, col assez mince, souple, dilaté à 2 centimètres, poche des eaux, intacte. Tête mobile. Bruits du cœur à 140.

25 avril. — La malade a eu de petites douleurs toute la nuit, espacées de quinze à vingt minutes.

6 h. 30. — Température normale 37 degrés, pouls à 72, bruits du cœur fœtal 140.

9 h. 45. — Poche des eaux intacte, dilatation à 5 francs. Douleurs ont presque complètement cessé.

26 avril, 10 h. matin. — Malade n'a pas de douleurs, on retire les deux bougies, col dilaté à 5 francs.

6 heures du soir. — Rupture spontanée de la poche des eaux.

7 heures. — On retire la bougie ; au toucher tête à gauche transverse. Dilatation à 5 francs.

10 heures soir. — Douleurs fortes, régulières, toutes les cinq minutes. Dilatation a peu près complète, tête non fixée OIGT, bosse séro-sanguine. Région fronto-pariétale gauche fortement déprimée, tête souple. Devant les difficultés de l'engagement on décide d'appliquer le forceps. Prise mastoïdo-frontale au détroit supérieur avec lacs. La tête est mobile et se place en OIGA, quatre ou cinq tractions assez énergiques font engager la tête. La région frontale se déprime.

Fracture du frontal.

Nous reproduisons, en faisant l'étude radiographique du bassin aplati et généralement rétréci, l'étude du bassin dont nous venons de parler. Il est facile de mesurer ses dimensions par la mise au carreau, les côtés des carrés correspondent à 1 centimètre de longueur.

CONCLUSIONS

I. Le bassin aplati et généralement rétréci est une variété de viciations pelviennes dont l'étude est due à Michaelis et à Litzmann en Allemagne, et à Fochier en France.

II. Au point de vue anatomique il se définit : un bassin dont le détroit supérieur est diminué dans tous ses diamètres, mais avec une prédominance de la réduction sur le diamètre promonto-pubien. Il se distingue ainsi nettement du bassin aplati pur et du généralement rétréci. Il comprend deux formes : des bassins à petit rayon de courbure, des bassins à grand rayon de courbure de l'arc antérieur.

III. Le rachitisme est la cause ordinaire de cette forme de rétrécissements du bassin; comme cause seconde, nous citons le nanisme, l'achondroplasie, les affections thyroïdiennes, etc.

IV. Les déformations du bassin aplati et généralement rétréci sont constatées par la pelvimétrie interne : la mensuration du promonto-pubien et l'examen de l'arc antérieur.

La radiographie métrique est un bon moyen de confirmer les données de l'examen clinique.

V. Le mécanisme de l'accouchement dans ces bassins est intermédiaire entre celui des aplatis purs et celui des généralement rétrécis : la tête s'engage en transverse et en flexion forte.

La présentation du pariétal postérieur est la plus fréquente.

VI. Le pronostic de l'accouchement compte pour la mère une mortalité d'environ 2,5 pour 100. Le pronostic fœtal est plus sombre. Il est aggravé par les fractures du frontal et du pariétal et, dans certains cas (basiotripsie), la mortalité infantile est de 7 pour 100.

VII. Le traitement est variable suivant le degré de rétrécissement du bassin et le moment où consulte la malade.

Pendant la grossesse l'accouchement spontané à terme est possible dans quelques cas favorables. L'accouchement prématuré, à des dates fixées suivant le degré de rétrécissement du bassin et le volume de l'enfant, est le traitement de choix.

Dans les cas extrêmes, il faut conseiller la césarienne à terme; dans les rétrécissements où le promonto-pubien est de 7 centimètres, on fera chez des multipares la symphyséotomie à terme à 8 centimètres.

Pendant le travail, la version est indiquée chez les multipares, quand la tête est mobile, la poche des eaux intacte et l'arc antérieur de grand rayon.

Dans tous les autres cas, le forceps est le traitement de choix, lorsque l'arc antérieur est à court rayon ; quand la tête première ou dernière ne peut franchir le rétrécissement, la basiotripsie sera le seul traitement possible.

INDEX BIBLIOGRAPHIQUE

MICHAELIS, Das Enge Becken, Leipzig, 1851.

CARL SCHRÖDER, Manuel d'accouchements, traduction Charpentier, Paris, 1875.

CHAMPETIER DE RIBES, Du passage de la tête fœtale à travers le détroit supérieur rétréci (th. de Paris, 1879).

FOCHIER, De la limite de la force de traction compatible avec la survie de l'enfant dans les applications de forceps (Lyon médical, 1879).

— La traction dans les applications de forceps (Lyon médical, 1887).

— Forceps ou version dans les bassins rétrécis. Sur quelques causes de dissentiments des accoucheurs français et allemands (Province médicale, 1888).

JAMAIN, De l'engagement dans les bassins rétrécis (th. de Lyon, 1889).

LITZMANN, L'accouchement dans les rétrécissements du bassin (traduction Thomasset sous la direction du professeur Fochier, Lyon, 1889).

DE SIEBOLD, Trad. Hergott. Histoire de l'Obstétricie, t. III, Paris, 1892.

FOCHIER, BARNES et LUSK, Fréquence relative et formes les plus usuelles des rétrécissements du bassin selon les différents pays, groupe de pays et contrées (Congrès périodique international de gynécologie et d'obstétrique, Genève, 1896.)

FOCHIER, De l'application du forceps dans les rétrécissements du bassin lorsque la tête se présente en position transversale, en attitude intermédiaire avec inclinaison sur l'épaule antérieure (Société obstétricale de France, 1897).

COMMANDEUR, Etude sur le détroit supérieur du bassin normal dans la région lyonnaise (Extrait des Annales de gynécologie et d'obstétrique, 1897).

BONNAIRE, In Tarnier et Budin, Paris, 1898.

FOCHIER et FABRE, Classification des rétrécissements du bassin (Société obstétricale de France, 1899).

— Discussion sur la technique opératoire; résultats comparatifs immédiats et éloignés de la césarienne et de la symphyséotomie (Soc. obstétr. de France, 1899).

— Discussion sur la statistique personnelle de symphyséotomies et d'opérations césariennes (Soc. obstétr. de France, 1899).

— D'un dispositif permettant de faire des mensurations précises sur les épreuves radiographiques (Bulletin de la Soc. de chirurgie de Lyon, 1899).

— Des rapports entre l'objet radiographié et l'image radiographique (Bulletin de la Soc. de chirurgie de Lyon, 1899).

THÉVENOT, Du mécanisme de l'engagement dans les bassins asymétriques (th. de Lyon, 1899).

FABRE, De la radiographie métrique (Lyon médical, 1899).

— De l'allongement du diamètre transverse du détroit supérieur dans la position à la Walker, constaté sur le vivant par la radiographie (Province médicale, 1899).

— De l'emploi de la position sur le ventre en radiographie obstétricale (Prov. méd., 1900).

— A propos de radiographie métrique (Province médicale, 1900).

FOCHIER et FABRE, De la radiographie métrique appliquée à la mensuration des diamètres du détroit supérieur (XIIIe Congrès international de médecine, Paris, 1900).

VORON, Traction manuelle par les lacs (th. de Lyon, 1901).

Izaac, Etude obstétricale de l'arc antérieur du bassin (th. de Lyon, 1901).

Monier, Du losange de Michaelis (th. de Lyon, 1901).

Baïsset, Mensurations externes du bassin (th. de Lyon, 1901).

Fabre, De la position à donner au sujet pour obtenir une bonne épreuve radiographique de la partie antérieure du sacrum (Prov. méd., 1901).

Bumm, Gruudiss zum Studium der Geburstsnülle, Wiesbaden, 1902.

Fochier, Squelette d'achondroplasique (Bulletin de la Soc. de chirurgie, Lyon, 1902).

Pinard Alphonse. Fochier, Paris, 1903.

Fabre, Le professeur Fochier Lyon, 1903.

Gonnet, Du triangle de dégagement; de l'action mécanique de ses dimensions sur la fin de la descente et le début du dégagement de la tête fœtale (th. de Lyon, 1903).

Jeannin et Dubrisay, Accouchement, Paris, 1903.

Plauchu, Mécanisme de l'engagement dans les bassins normaux et rétrécis, Lyon, 1904.

— Mécanisme de l'engagement dans les bassins normaux et rétrécis (Gaz. des hóp., 1904).

Demelin et Budin, Manuel d'accouchements et d'allaitement, Paris, 1904).

Plauchu, Du mécanisme de l'eugagement dans les bassins normaux et rétrécis (Extrait de gynécologie d'obstétrique et de pædiatrie, 1905).

Lyon. — Imprimerie A. REY, 4, rue Gentil. — 39423

www.ingramcontent.com/pod-product-compliance
Ingram Content Group UK Ltd.
Pitfield, Milton Keynes, MK11 3LW, UK
UKHW021147260726
13994UKWH00001B/331